U0258527

献给我在天堂的儿子

献给我在人间的儿子

［美］戴维·凯斯勒　著　刘颖　孟宪妮　译

生命中
不可承受之痛

FINDING MEANING
THE SIXTH STAGE OF GRIEF

中信出版集团 | 北京

图书在版编目（CIP）数据

生命中不可承受之痛 / (美) 戴维·凯斯勒著；刘颖，孟宪妮译. -- 北京：中信出版社，2021.6

书名原文：Finding Meaning: The Sixth Stage of Grief

ISBN 978-7-5217-2860-6

Ⅰ.①生… Ⅱ.①戴… ②刘… ③孟… Ⅲ.①精神疗法 Ⅳ.① R749.055

中国版本图书馆 CIP 数据核字（2021）第 034820 号

生命中不可承受之痛

著　　者：［美］戴维·凯斯勒
译　　者：刘颖　孟宪妮
出版发行：中信出版集团股份有限公司
　　　　　（北京市朝阳区惠新东街甲 4 号富盛大厦 2 座　邮编　100029）
承 印 者：天津市仁浩印刷有限公司

开　　本：880mm×1230mm　1/32　　印　张：9.25　　字　数：210 千字
版　　次：2021 年 6 月第 1 版　　　　印　次：2021 年 6 月第 1 次印刷
京权图字：01-2020-3410
书　　号：ISBN 978-7-5217-2860-6
定　　价：59.00 元

目　录

知名精神科医生伊丽莎白·库伯勒-罗斯认为哀伤有五个阶段，包括否认、愤怒、讨价还价、抑郁和接受。我用亲身经历验证了，哀伤还有至关重要的第六个阶段，那就是找寻生命的意义。

第一部分　失去的一切都有意义

第 1 章　生命的意义是什么 _ 003

每个人都会在人生的某个阶段滑向崩溃的边缘，重要的是，我们要知道如何站起来，重拾对生活的勇气和信心，再次踏上人生的旅途。

第 2 章　见证哀伤 _ 023

每个人的哀伤都是独一无二的，但无论你如何表达哀伤，都需要有人来见证这份感受。我们需要的是能够充分表达自己的悲痛，无须强颜欢笑。

第 3 章　死亡的意义是什么 _ 047

没有经历过痛苦和死亡的人生，不能称之为“完整的”人生。如果我们可以接受死亡，并把死亡视为生命另一种形式的前奏，就能因此获得心灵的自由。

第 4 章　接受现实 _ 067

找寻生命的意义的第一步，就是接受现实。我们通常都不可能马上接受亲人亡故的事实。为已逝亲人安排葬礼时，你才会慢慢接受所爱之人已经离开的现实。但这种接受只是部分接受，亲人的离去对你来说仍是不真实的。

第 5 章　做出你的决定 _ 085

面对深深的痛苦，我们能够决定自己未来将如何生活。决定重新投入生活是需要自己积极参与的，我们必须积极地做出决定。我们比自己想象的更强大，我们有能力让爱贯穿一生。

第二部分　直面哀痛

第 6 章　你不是"上帝" _ 105

当我们对悲剧不再追问"为什么"，就会开始扮演"上帝"的角色。我们会告诉自己"我本可以阻止他的"或"死的应该是我"，这就意味着我们赋予了自己虚假的能力，因为我们无法决定他人的生死。

第 7 章　自杀不是一种选择 _ 121

当我们因亲人自杀身亡而哀伤不已时，会不可避免地为自己没能阻止他们的行为而感到困扰。实际上，自杀不是一种自私的行为，甚至不是一种选择，它是一个人精神上需要帮助的表现。

第 8 章　我们只能对自己负责 _ 139

面对生离死别，面对人生中最复杂、最令人沮丧的人际关系时，我们只能对自己负责。对于哀伤之人来说，如果他们的生命正在被对另一个人的不满和怨恨所消耗，那么宽恕对他们来说是一份极好的礼物。

第 9 章　丧子之痛 _ 159

如果你的孩子去世了，你将很难接受这个事实。这种痛苦令人难以承受，甚至会导致孩子父母婚姻的结束。为人父母是一场永无止境的试炼，我们需要从悲痛中振作起来，投身到改善其他孩子现状的更有意义的事业上去。

第 10 章　流产和婴儿早夭之痛 _ 175

由流产的私密性、人们对此讳莫如深所造成的痛苦，与婴儿早夭造成的痛苦，都是不可估量的，这让女性本就不堪的哀伤更加难以承受。一个孩子如果从没有在这个世界上呼吸过，他们甚至会被认为从来没有在这个世界上存在过。

第 11 章　精神疾病与成瘾导致的死亡 _ 187

如果有些人死于成瘾或精神疾病（包括导致自杀的精神疾病），人们就会妄下判断，而这些话是他们永远也不会对因其他疾病去世的人说的。实际上，他们对这类逝者的评价是错误的。

第三部分　向死而生

第 12 章　用爱化解痛苦 _ 209

你感受到的爱有多深，痛就有多深。在痛苦中寻找爱的萌芽吧，就像一棵娇嫩的幼苗，你需要关注它、浇灌它。如果你做到了，爱就会再次绽放。

第 13 章　管理逝者的遗产 _ 223

我们通过很多方式来纪念已逝的亲人，如建立基金会、设立奖学金或兴建以亲人名字命名的建筑，也可以将自己对亲人的思念写下来分享给其他亲友。

作者按

本书讲述了众多家庭承受的悲痛，以及他们从悲痛中获得的升华。故事中涉及的很多人物在人名及其他特征方面有所修改，有些故事中描绘的人物是由两个或更多个人物原型综合而成。

前言　哀伤的第六个阶段

　　1969 年，伊丽莎白·库伯勒-罗斯在其传世著作《下一站，天堂》（*On Death and Dying*）中描述了人们应对哀伤的五个阶段。作为一名精神科医生，她观察到垂死的病人似乎都有共同的经历，或者说会经历相同的心理阶段。她的著作引起了全世界的关注，永远地改变了我们谈论、思考死亡和濒死的方式。死亡是我们每个人都必然会面对却又历来讳莫如深的事件，而罗斯将它的真相从晦暗之处带到了光明之地。

　　几十年后，我有幸成为罗斯的学生和朋友，并与她合著了《人间生死书》（*Life Lessons*）。在我们合著的第二本书《当绿叶缓缓落下》（*On Grief and Grieving*）中（这也是她出版的最后一本书），伊丽莎白让我帮忙调整她从临终患者身上总结出的阶段论，以解释我们在经历哀伤的个体身上观察到的类似阶段。哀伤共有五个阶段，分别是：

　　　　否认（Denial）：震惊，不敢相信亲人真的不在了
　　　　愤怒（Anger）：对于所爱之人的死亡感到气愤

讨价还价（Bargaining）：考虑所有的可能性，后悔

抑郁（Depression）：因为亲人的离去而伤心

接受（Acceptance）：承认失去亲人的现实

这五个阶段并不是绝对的，但对临终的人和这本书的受众（处在哀伤中的人）来说，是适用的。这不是一个让人们把糟糕的情绪打包装袋的分类。它并非规定，而是描述，并且只是对一般过程的描述。每个人哀伤的方式都有别。但是从过程而言，一般都会经历与我们的描述基本相符的阶段，并且绝大多数亲历者能够分辨出这些阶段。《当绿叶缓缓落下》出版数年之后，我个人就经历了一场巨大的丧亲之痛，用自身的经历亲自验证了哀伤的五个心理阶段。

伊丽莎白提出的第五个阶段是接受。在这个阶段，我们会接受失去亲人的现实。接受亲人已逝的事实需要一段时间，这个阶段并不轻松，甚至可能非常痛苦。接受亲人去世并不代表我们就不再哀伤，或者哀伤的过程正式结束。但是，有读者认为这个阶段就是哀伤的终结，我和伊丽莎白的原意并非如此。这些年来，我逐渐意识到疗愈过程还有至关重要的第六个阶段：找寻生命的意义。这不是必经阶段，但很多人本能地知道要经过这个阶段才能走出哀伤，其他人则会发现这个过程对自己有所助益。

在这第六个阶段，我们承认，对绝大多数人来说，哀伤会随着时间的流逝而减轻，但不会停止。如果我们可以进入这个至关重要、意义深远的第六个阶段——找寻生命的意义的阶段，就可以把哀伤化为更为丰富、更有意义的情感。

通过找寻生命的意义，我们发现哀伤之外还有更多的东西。当亲人去世，或者遭遇人生的重大挫折时（婚姻结束，公司倒闭，家园在自然灾害中被毁），我们需要的不只是接受失去的事实，还想找到生命的意义。失去会让我们受伤、让我们停步不前，它可能会萦绕在我们心头数年。在失去中找寻生命的意义能够让我们找到前行的路径。找寻生命的意义能让我们理解哀伤，大家能够在本书中提到的很多经历了第六个阶段的人的故事中发现这一点。

和有亲人去世的同事一起工作的时候，我经常看到他们在苦苦地找寻生命的意义。不管亲人是因疾病缠身去世还是因意外而突然死亡，人们总是希望找到其中的意义。

生命的意义是什么？生命的意义可能表现为多种形式，比如感恩和亲人一起度过的时光、找到纪念亲人的方式，或者认识到生命的短暂和生命的价值，进而迎来生活中的重大转变。

找到意义的人能够比没有找到意义的人更好地缓解自己的哀伤，他们深陷在哀伤前五个阶段中的某个阶段而不能自拔的可能性也更小。困于前五个阶段可以表现为不同的形式，包括突然增重（或减重）、药物或酒精成瘾、不可抑制的愤怒，以及因无法承受再次失去而不能开始新的关系。如果他们沉浸在失去的哀伤中不能自拔，就可能被哀伤吞噬，让哀伤成为生活的中心，以至于失去生活的目标和方向。虽然我们不能把沉浸在哀伤之中和所有问题都挂上钩，但是两者之间几乎总是有联系的。

哀伤非常强大，它让人非常容易陷于怨恨、愤怒和沮丧之中。哀伤会攫住你的心灵，仿佛永远不会松手。

但是，如果你能够在最荒唐的失去之中发现生命的意义，那么你不仅能从悲痛中解脱，还能有其他的收获。即使在最糟的情况下，你也能从中看到最好的意义。你可以继续成长，找到过上更好生活甚至快乐生活的方法，那会是一种丰盈充实的生活，因为你的阅历，也因为你对离去亲人的爱。

在失去之后找寻生命的意义会让我们走上截然不同的道路。坎迪·莱特纳在 1980 年成立了"母亲反对酒后驾车"组织（MADD），她的女儿卡莉被一个屡次醉酒驾驶的司机撞倒身亡。虽然她一直无法接受女儿的死亡，但是她从成立 MADD、挽救他人的生命中找到了意义。对她来说，任何事情都无法弥补女儿的离去，但从中创造出一个让他人受益的组织，她感到女儿和她自己的生命都更加有意义了。

约翰·沃尔什在儿子亚当斯被人谋杀之后，制作了电视节目《美国头号通缉犯》。他从打击犯罪、让其他孩子免受伤害中找到了重大的生命意义。

沃尔什和莱特纳从成立全国性的组织中找到了生命的意义。很多人没有这么大的号召力和能力，但这不应该成为我们创造意义过程中的障碍。如果我们试着去找寻生命的意义并努力创造意义，我们甚至可以在最微小的事物中找到它。

马茜是由父亲带大的。马茜父亲最喜欢的电视明星是米尔顿·伯利、丹尼·托马斯和莫里·阿姆斯特丹。他在世时曾告诉马茜自己见过丹尼·托马斯，那次会面是他珍藏的回忆。父亲去世后，马茜只要看到或者听到跟丹尼·托马斯有关的消息，就会想到父亲。

一天，马茜在邮局排队，要邮寄包裹，买几张邮票。

"你想要哪种邮票？"邮局的工作人员问道。

"都可以。"

"有旗帜、花朵图案的邮票和纪念邮票，你想看看吗？"

"谁在乎邮票的图案呢？"马茜想，"这些邮票作用都一样。"但她还是决定看看。在一大摞邮票当中，马茜突然注意到了一张印有丹尼·托马斯头像的邮票。想到父亲的她买下了很多张托马斯头像款的邮票。但她没有把这些邮票装裱起来或者做任何特殊处理，她是真的在用。每次寄信或者寄支票，她就取出一张。每次，她都会看到丹尼·托马斯在冲着她微笑。在这样微小的瞬间，对父亲的回忆会涌上心头，给她带来慰藉。不需要其他东西，只要一个甜蜜的纪念品，就足以让她确定父亲生命的意义。

当我安慰哀伤之人时，他们经常会问我："你在哪儿能找到生命的意义？在死亡这件事情上？从失去亲人的失落中？从事件本身？从我所爱之人的生命中？还是我需要在痛失亲人之后在自己的生活中找到意义？"

我的回答是从所有这些事情中去找寻生命的意义。你可能在所有这些事情中发现生命的意义，这些意义又会引领你提出更加深刻的问题，发现更加深刻的答案。也许你会从纪念亲人的仪式中发现生命的意义，或者在为怀念亲人所做的努力中发现意义。失去亲人后的失落或许会让你和你仍在世的亲人关系更加亲密，或者使你把曾经疏远的朋友再次请进你的生活之中。又或许失去会让你更加珍视生命之美，它是我们在人世间无时无刻不在享有的一种恩赐。

戴尔德丽跟我讲述了她的遭遇。这件事发生在两年前，她的丈夫去世了，而她至今仍深深怀念他。他们夫妻二人的关系非常亲密，婚姻生活充满了爱的甜蜜，丈夫的离去在她的生命中留下了巨大的伤痛。戴尔德丽丈夫去世的一个月前，她父亲的哥哥去世了。她和父亲因为失去亲人的哀伤，关系变得更加紧密。她说："我能体会他的哀伤，他爱自己的哥哥。我明白这种哀伤的感受。"

戴尔德丽和家人住在夏威夷。她讲到有一天，他们一家人聚集在珍珠港附近的一个露营地，观看她侄女参加的划独木舟比赛。比赛开始前几分钟，核武器袭击的警报划破了早晨的天空。几乎与此同时，戴尔德丽的手机上收到了一条短信："入境导弹警报，这不是演习。"

"一群人从教练聚集的观赛亭里走出来，"戴尔德丽告诉我，"他们用扩音器宣布消息，'现在大家都注意安全，安全地回家吧，每个人都坐车回去'。"

她继续说："我的父亲、兄弟、叔叔和其他家人开始拆帐篷。我回车上拿父亲的绳子。等我回来的时候，除了父亲，其他所有人都走了，包括我母亲。

"我说，'妈妈在哪儿呢？'我看见她坐在车里，也在往家赶。我向父亲走了过去。他看起来好像并不着急，我问他，'你还好吧？'

"为什么每个人都走了？为什么他们不跟我告个别再走？这太滑稽了。如果我们真有可能丧命，为什么不和我们爱的人死在一起呢？如果真的有入境导弹，人们在开车回家的路上就可能丧命了。没有人说'我爱你'或者'希望我们能够再见面'，没有人分享最后的这份回忆。平时，我们可是非常亲密的一家人啊。

"与其他人不同，有两个人觉得没有必要跑，那就是我的父亲和我。这件事值得玩味。我们觉得，在离开这个世界的时候，我们必须待在一起。在那段人心惶惶的时间里，我们进行了非常有趣的交谈，我感谢他能够当我的父亲，他感谢我能够成为他的女儿。我们还聊到了生命中的最爱。

"作为心理学家，我试图分析为什么我和父亲会在我们认为生命最后的时刻待在一起，而家里的其他人却四散奔逃。我想，正是因为与我们如此亲近的人的离世让我们知道了生命的宝贵。如果我们的生命只剩下 5 分钟或者 10 分钟，那么我们不会想浪费这段宝贵的时间。

"这个警报最终证明是虚惊一场。但父亲和我都决定留下来用生命的最后几分钟做些有意义的事情。这段回忆是我愿意珍藏一生的。我们谁也不知道自己还能活多久——5 分钟、5 年，还是 50 年。我们没有办法精确地掌控生命，但是可以控制如何度过我们剩下的时间。"

在继续生活的同时找到一种方式延续你对逝去的亲人的爱，生命的意义就会呈现出来。这不是说你不再思念你爱的亲人，而是意味着你对生命是多么宝贵有了更深刻的认识。戴尔德丽正是这样做的。无论我们的生命何时结束，我们都很少会认为自己活够了，因此每天我们都必须试着珍惜生命、尽情生活，只有这样，才能最好地纪念已逝的亲人。

下面这些观点可以引导你找到生命的意义：

1. 生命的意义是相对的、个性化的。

2. 生命的意义需要经过时间的沉淀才能被发掘出来。可能在事情发生几个月或者几年以后，你才能找到生命的意义。

3. 生命的意义无须理解。没有必要为了发掘生命的意义而去理解故人去世的原因。

4. 即使找到了生命的意义，你也会觉得它抵不过你失去的东西。

5. 失去不是测试，不是教训，不是可以把握的事件，不是礼物或者恩赐。失去就是发生在你身上的事，而生命的意义是需要你去创造的。

6. 只有你才能找到属于你自己的意义。

7. 有意义的联系可以治愈伤痛的回忆。

开始写本书之前的几十年，我都在写作、教书和安慰哀伤的人。我已经五十多岁了，觉得自己对哀伤再熟悉不过，不仅是作为专业人士，作为一个普通人也是如此。每个到了知天命之年的人都经历过哀伤——我的父母都已过世，和我哥哥长得非常像的侄子也去世了。但是，我的私人生活和作为哀伤疗愈专家的职业生涯都没有让我准备好接受我开始写作本书之前经历的伤痛——我 21 岁的儿子的意外死亡。这个打击太大了，虽然这些年来我一直在帮助他人摆脱痛苦和哀伤，但我仍然不知道有什么能够疗愈我丧子的哀伤。虽然我意识到找寻生命的意义是治愈哀伤的关键之一，但仍然不知道我是否真的能从这份伤痛中找到生命的意义。和其他很多处于哀伤之中的人一样，我内心的声音告诉我这份伤痛太过沉重，难以疗愈。

2000 年，我从洛杉矶县福利机构收养了两个特别可爱的男孩——5 岁的理查德和他 4 岁的弟弟戴维。当时，他们已在 5 个福利机构生活过，还有过一次收养失败的经历。他们的父母吸毒成瘾的历史成为他们安置过程中的一大障碍，戴维在出生时身体里也有毒品。听到这个消息的时候，我担心他会有无法治疗的身体问题。但是一看到这两个小男孩的脸，我就知道了，爱能克服一切困难。我收养了这两个孩子，接下来的几年里，我对爱的信仰在这两个孩子身上得到了证实——戴维和理查德都有了令人惊喜的转变，并且成了非常出色的孩子。

不幸的是，戴维幼年时的创伤在他长大之后再次现身，对他纠缠不休。17 岁左右，戴维开始吸毒。幸运的是，他吸毒后不久就告诉了我，他说他已吸毒成瘾，需要我的帮助。接下来的几年里，我们全身心投入到他的戒毒康复和十二步项目 ① 上。20 岁的时候，他终于戒毒成功，进入大学，并爱上了一个出色的姑娘。这个姑娘是个研究生，刚刚从社会工作专业毕业。戴维表现出对于成为医生的兴趣，但他在职业选择上时有反复、犹豫不决。对此，我仍心怀希望。但是 21 岁生日刚过几天，他就犯了一个错误，结果女孩和他分手了。之后，他遇见了曾一起接受过戒毒治疗的朋友，这个朋友的日子也非常艰难，他们复吸了。那个朋友活了下来，戴维因吸毒过量而死。

---

① 十二步项目（twelve-step program）是一个通过一套规定了指导原则的行为课程来挽回上瘾、强迫症和其他行为习惯问题的项目。——编者注

当时，我正在全美做巡回演讲，接到了理查德的电话，他哽咽着说弟弟不在了。接下来的几个月，我都处于哀伤之中。幸运的是，朋友和家人都陪在我的身边，他们没有把我当作疗愈哀伤的专家，而是一个痛失爱子的父亲。

戴维去世后的几天里，我的伴侣保罗·丹尼斯顿和我的精神导师，同时也是我儿子教母的玛丽安娜·威廉森一直没日没夜地陪伴着我，听我说话，陪我聊天，尽其所能地帮助我。我的朋友黛安·格雷时任伊丽莎白·库伯勒-罗斯基金会的主任，她也失去过孩子。她对我说："我知道你被哀伤淹没了，难以自拔。你会伤心一段时间，但总有个时刻，你的哀伤会达到极点，然后你就不得不做出决定了，是继续哀伤下去，还是振作起来。"

她说得很对。我知道当时我仍然处在哀伤海洋的深处，也知道我还会持续哀伤一段时间，还没有准备好振作起来。但是，即使在那一刻，我也感觉我还要继续活下去，不仅为我仍在世的儿子理查德，也为我自己。我不愿戴维的死毫无意义，也不愿让我自己的生命毫无意义。当时，我不知道该如何从中找到生命的意义，我能做的就是经历库伯勒-罗斯提出的哀伤的五个阶段，花时间去进入并走出每一个阶段。我知道我还无法进入接受这个阶段，还需要更多的时间来调整自己。

一开始，回想起我对戴维的爱，并不能让我得到安慰。那时，我非常生气，生这个世界的气，生上天的气，也生戴维的气。为了继续生活下去，我知道我得从现在的哀伤中找到意义。最悲痛的时候，我想到了我在各地演讲的时候经常引用的一句名言："在人的一生中，哀伤是一种选择。"是的，确实如此。你不必体验哀伤，但要避开它，你也就避开了爱。爱和哀伤是紧密相连的。

正如艾里希·弗洛姆所说："不惜一切摆脱痛苦的代价就是彻底疏离，它会让人丧失感知幸福的能力。"

爱和哀伤是联系在一起的。如果你心中有爱，总有一天你会经历哀伤。我意识到，如果我没有认识或者爱过戴维，就不会因为失去他而哀伤了。这多么令人悲痛啊！开始明白这一点时，我就对戴维来到我的生命中、与我一起度过这么多年的美好时光心怀感激。我的儿子们和我一起共同生活的时间并不长，但他们改变和丰富了我的生活，对我产生了不可估量的影响。这时，我开始能感受到哀伤的意义了。

随着时间的流逝，我开始发现戴维的生活及其离世更深层的含义——我对儿子的爱，我选择证明他赐予我礼物的方式，我尽力阻止其他人出于同样的原因而丧命的理由。对所有人来说，意义就是我们对离世之人的爱的反映。找寻生命的意义是哀伤的第六个阶段，是治愈哀伤的阶段。

戴维去世后，有一段时间，我不确定自己是不是还能够继续写作、演讲，或者还想要活下去。我取消了六周内的所有活动，但是感觉我仍需要回去工作，需要继续奉献，让哀伤延续下去。无论戴维的离世多么令我心痛，我仍然想要面对生活。我知道戴维希望我能够开心地生活下去。

本书是我重回正常生活的努力的一部分。开始写作本书的时候，我自己都不确定是否相信自己曾说过的话——在改变一生的哀伤面前，一个人仍能从中找到生命的意义。我哀伤到不能自已，不知道在经历了这样的伤痛之后，我是不是真的能够找到意义。结果证明，找到生命的意义是可能而且是必需的。我希望《生命中不可承受之痛》这本书对每一个经历了伤痛之后在探究应该如何继续生活的人都有所帮助。我也希望阅读这本书对作为读者的你而言，作用能与写作这本书对我的作用相同，希望它也能疗愈你的哀伤。

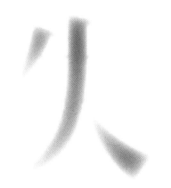

第一部分

失去的一切都有意义

第 1 章　生命的意义是什么？

暴风雨过后，鸟儿放声欢唱；
但为什么阳光普照下的人们仍难以尽情地享受欢乐？
——罗丝·肯尼迪

　　1975 年，我的导师兼合著者伊丽莎白·库伯勒-罗斯就说过："死亡并不一定意味着灾难和破坏。事实上，它同样可以是文化和生活中最具建设性、积极性和创造性的因素之一。"只是我们大多数人都没有以这种态度来看待死亡。

　　在我的一次演讲中，我问听众："有谁曾经陪伴过临终的亲人？"很多人举起手来。我挑了一个人，问及他当时的经历。他说，父亲的去世是他迄今为止经历过的最痛苦的事，至今他仍难以从父亲去世的打击中恢复过来。另一个人却说："我父亲也去世了，但他离去的那一刻是我们全家人共有的最具意义的经历之一。"

　　这两个人都失去了挚爱的父亲，并因此沉浸在深深的悲痛之中。但其中一个人从父亲的死亡中找到了生命的意义，并继续前行；而另一个人除了创伤，一无所获。

每个人都会死去，但有的家庭认为死亡是有意义的，而有的家庭则认为死亡只会带来创伤。哀伤是伴随死亡而来的体验和自然的感受。有时死亡带来的创伤令人难以忍受，这是因为它们伴随着亲人身体上的痛苦、漫长的医疗过程、意外事故（如自杀、他杀、交通事故、自然灾害或其他灾难）、暴力和其他影响我们丧亲体验的因素。创伤总是伴随着哀伤，但并非所有的哀伤都会留下创伤。

有许多因素影响着我们如何看待死亡和哀伤，包括年龄（既指我们自己的年龄，也指已逝之人的年龄）、我们对于亲友的死亡是否有心理准备，以及他们是如何死亡的。亲友死亡后，有很多因素会影响我们继续向未来前进。对于把死亡视为神圣的人来说，他们已经从死亡中找到了生命的意义；而对于陷入无尽哀伤的人来说，死亡是不可接受的。即使我们面对最为可怕的生离死别，死亡也可以是有意义的。维克多·弗兰克尔的著作《活出生命的意义》（*Man's Searching for Meaning*）为那些探究如何从悲剧中找到人生意义的人指明了方向。他对生命的领悟来自他在纳粹集中营的岁月。弗兰克尔写道，即使是面对最糟糕的情况，每个人也都有能力选择如何应对。"我们这些曾经在集中营里生活过的人都记得那些走过监牢去安慰别人、为别人送去最后一块面包的人。他们的人数可能很少，但他们的存在充分证明了一件事：人可以被剥夺一切，但有一件事另当别论，那就是人类的终极自由——在任何环境中选择自己对待生活的态度和方式的自由。"弗兰克尔说，面对一个没有希望、无法改变的局面时，"我们不得不改变自己"。我们做出这样的选择时，就可以把悲剧转化为成长的契机。

弗兰克尔的作品揭示了苦难的意义，揭示了人们在面对生活中最具挑战性的时刻是如何产生惊人的生命力、勇气和创造力的。我曾将他的体悟分享给一位经历丧子之痛的母亲。"我才不在乎什么弗兰克尔，"她说，"他经历过苦难，苦难让他重生；而我的痛苦至死方休。生命毫无意义。"

虽然我相信生活给我们提供了理解生命意义的机会，但我也明白，强迫她在当时接受生命有意义，是不可能的。刚刚经历丧子之痛的她还看不到伤痛的意义。但是，总会有那么一个时刻，在哀伤的尽头，她会停止哀伤给她带来的伤害，因为思念与空虚都让人难以承受。我不是说要减少她对所爱之人的思念，而是要减少这种思念带来的痛苦。在痛苦与缺憾中，她可以探索如何找到生命的意义。

痛失所爱后，满心悲痛之人是找不到希望的。只有当你准备好再次拥抱希望时，才能找到希望。糟糕的日子不一定是你最终的命运。这并不是说你的哀伤会随着时间的推移而有所减轻，而是意味着你必须变得更强大。俗话说："不经历风雨，怎能见彩虹。"最美丽的花朵是从泥土里开出来的。人生最糟糕的时刻可能是一颗种子，孕育着最美好的时刻。实际上，痛苦的经历拥有惊人的力量，足以颠覆我们的人生。

十年前，伊丽莎白·库伯勒-罗斯断言，我们能够从死亡中找到积极因素。十年后，心理学家克里斯托弗·戴维斯和他的同事们在美国心理学会主办的《人格与社会心理学杂志》上发表了一篇文章，坚称对生命意义的任何理解都比没有理解要好得多，而且人们理解的内容似乎并不重要。有些人会在对来世的信仰中找到生命的意义；有些人会在追忆所爱之人的音容笑貌中找到生命的意义；还有一些人会发现，仅仅是在亲人弥留之际，能够陪伴在他身边，已经意义非凡。苦难、死亡和失去对人而言从来都是痛苦的体验，但它是人生的必由之路，无法避免。然而现实是，创伤后的成长比创伤后的压力更常见。这与我在疗愈悲痛之人的工作中，以及在姑息治疗①和临终关怀的工作中看到的是一致的。无论你在哪里找到了生命的意义，它都很重要。它可以治愈你内心的伤痛。

童年的阴影

人们问到我的工作时，我会迟疑。我不确定是否要告诉他们以下信息：我写了关于死亡和哀伤的书籍，并在世界各地做演讲；我从事了几十年的姑息治疗和临终关怀工作；我获得了生物伦理学硕士学位，帮助人们决定什么时候该考虑临终关怀或姑息治疗；我是创伤小组的专家类预备警官，同时还是红十字会灾难小组的成员；我接受过飞行员执照的培训，在两次空难中参与帮助过那些痛失亲人的人……我的导师伊丽莎白·库伯勒-罗斯在医院工作，面对的也是患者的死亡。与她不同的是，我是经过培训的现代伦理学家。

---

① 姑息治疗是指对治愈性治疗不反应的病人完全的主动的治疗和护理，是通过对患者的疼痛及其他生理、心理和精神问题进行早期诊断和正确评估，以减轻和处理患者疼痛的治疗措施。——编者注

换言之，我不只处理在医院或临终关怀医院的死亡问题，也会处理犯罪现场和飞机失事现场的死亡问题。我追随哀伤的脚步，经常面对死亡和濒死的场景，也会见证离婚和其他形式的失去。

我的工作和职责听起来像是一个奇怪的大杂烩。其实，尽管我身兼数职，但有一个主题将它们结合在了一起。回顾走上这条不寻常之路的原因时，我发现我的职业选择并非偶然。我 13 岁时发生的事，注定让我成为现在的我。

在我童年的大部分时间里，母亲都疾病缠身。1972 年的最后一天，我走进她的卧室，吻了她一下，说："妈妈，1973 年将是你好转的一年。"然而，几天之内，她就因严重的肾衰竭从我们当地的医院转到了新奥尔良一家更大、设备更好的医院。

母亲住进了重症监护室，每两个小时才允许家人进去探望十分钟。于是，我和父亲大部分时间都坐在医院大厅里，等待短暂而珍贵的探视，期盼能看到她好转的迹象，可以一起回家。父亲没有钱住酒店，我们只好睡在候诊室里。

医院附近也没有地方可去，没有购物中心和商店，也没有什么可看的。事实上，周围唯一可去的地方就是街对面那家我们住不起的豪生酒店。生活无聊至极，我们不能离开医院太远，而那家酒店至少给了我们换个环境的机会，所以很多时候我们也坐在酒店大厅里。这就是我那时的生活：母亲在医院，我和父亲在医院和酒店的大厅里无所事事地等待。有一天，我们在酒店大堂的时候，突然发生了一件事，有人喊道："着火了！"18 楼起火了，大家都开始往外跑。火焰蹿到阳台上，消防部门和警察很快赶到了。然后，不可思议的事情发生了。正当消防队员爬上梯子灭火时，突然传来了枪声。这不是一场单纯的火灾，而是一场大屠杀。纵火的人站在楼顶，用枪瞄准人群开始射击。

几秒钟之内，四处都是警察，人们慌乱地冲进邻近的建筑物内躲避子弹。这场暴乱，对于一个连续几天坐在医院里惴惴不安地面对重病母亲的孩子来说，真是太心惊胆战了。对暴力分子的围攻持续了 13 个小时，造成 7 人死亡，其中还包括 3 名警察。这个事件是美国最早的大规模枪击案之一。今天如果你搜索 1973 年新奥尔良枪击案，可以在 YouTube（美国最大的视频分享平台）上看到相关信息。

在接下来的两天里，母亲不能说话了，我知道她病得越来越重了。探望她对我来说很困难，因为按照规定，必须年满 14 岁才能探望病人，而当年我只有 13 岁。大多数护士都很通情达理，允许我进到病房里，但有些护士就是不肯让我进去，一个护士甚至让我 14 岁的时候再来！

枪击案发生三天后，医院告知我和父亲，母亲时日不多了，不巧的是，第二天值班的正是一位"坚持原则"的护士。她不肯让我去见母亲，也不肯在每两个小时只允许探视十分钟的规定上通融。也就在那一天，母亲一个人孤孤单单地离开了这个世界。那时，人们就是这样处理这种情况的——在病人生命的最后时刻，家庭成员，尤其是孩子，往往不被允许在场。想要陪伴在病危亲人的身边，必须得到护理人员的通融。

在那痛苦的一天结束时，我第一次坐了飞机，和父亲一起飞往波士顿为母亲安排葬礼。机长知道我刚刚失去了母亲，就想给我这个哀伤的孩子一点儿安慰。出于善意，他们邀请我进入驾驶舱"帮助"驾驶飞机。机长告诉我，是我在驾驶飞机，但实际上我并没有真正地操控飞机。然而作为一个孩子，我当时相信我确实是在开飞机。我吓坏了。我记得我从驾驶舱向外望去，感到迷茫和不知所措，害怕自己可能会犯错误，导致机毁人亡的惨剧。幸运的是，我人生的飞行"首秀"圆满完成，148 名乘客都平安无事。

现在我明白了，在我的职业生涯中，我所做的一切，不管是处理医学上的死亡问题、从事临终关怀工作，还是成为一名专家类预备警官、学习驾驶飞机、与红十字会一起处理空难事故等，都是为了努力弥补母亲去世时不能见她最后一面而留下的遗憾和怅然。这些职业选择治愈了我的伤痛，因为它们不但赋予了我生命的意义，还让我有机会利用所学到的知识帮助他人，使我成为一个可以帮助那个曾经陷入困境的小男孩的人。我的职业生涯就是活生生的证明：我们需要什么，生活就会教给我们什么。

但这个故事还没有结束。

直到今天，新奥尔良对我来说仍是一个意义非凡的城市，因为在那里，我失去了母亲。我曾经多次回到新奥尔良，其中有几次，我站在母亲去世的那家医院外面，望着街对面的豪生酒店。那时，在探望母亲的间隙，我和父亲在那里消磨了许多时光。2005 年，那家医院被卡特里娜飓风摧毁，因为损毁严重和残破老旧，没有重建，而是计划拆除，并在不远处建了一个新的现代化医院。

2015 年，我开始了为期一年的巡回演讲，要走遍美国、英国和澳大利亚。帮我安排美国之行的演讲公司为我选择了演讲的城市和场地，而新奥尔良毫不意外地成为演讲城市之一。演讲公司非常周到，把我的住宿安排在了演讲场地所在的那家酒店。查看我在新奥尔良市的演讲行程时，我发现我将在穹顶假日酒店发表演讲。在谷歌上搜索这家酒店的地址时，我惊奇地发现，它竟然就是几十年前发生火灾和枪击案的那家酒店。经过翻新，酒店已焕然一新，并且有了一个新名字，但它还在同一个地方。

我把这件事告诉给了演讲公司，他们说："我们愿意让您到另一家酒店入住，因为不想让您难过。"

"不必了，"我回答，"只有在这里，我才能真正体会到生命意义的圆满。"我认准了住在那里才是我该做的事情，因为伤痛的治愈并不是指恢复到失去亲人之前的状态，而是意味着我们从此不再被伤痛所掌控。

随着演讲日期的临近，我回想起了很多过去的事情。我迫切地想知道，母亲去世的那家医院的旧址上新建了什么。在网上快速搜索之后，我发现，新医院即将动工，老医院还在原地。

我很想再去看看那家医院，便打电话给新奥尔良市的医院管理部门。一位部门经理告诉我，老医院确实还在，但已被封锁，禁止入内。我把我的故事告诉给了她，并问道："有什么办法能让我进入这家医院吗？"

她很快回答："恐怕没有办法，因为受卡特里娜飓风的影响，墙体可能发霉了，进去太不安全了。"

"如果有人陪同，戴着安全帽和面罩可以吗？"

"恐怕也不行。"

"我明白了，"我对她说道，"你愿意再帮我问问吗？这对我来说意义十分重大。"

一个小时后，她回电话说："不知道怎么回事，也许是你的故事打动了他们，也许是他们很了解你的工作，他们说你可以进去。负责医院安全系统的主任会在星期天，也就是你演讲的前一天，在医院门口等你，陪你进入大厅。但你只能看看大厅。"

突然间，我仿佛又变回了那个 13 岁的少年。这真讽刺，我想，这么多年过去了，我还是只能待在大厅里。但至少现在，作为一名成年人，我明白待在大厅里的原因了。

星期天下午我到医院时，安全系统主任表现出来的善意让我很吃惊。他对我说："听到你的事后，我向一些知情者打听了当时的情况。你母亲住的重症监护室在六楼的西面。你想去那里看看吗？"

"当然。"

他还告诉我："这栋楼能承载的电力很小，所以电梯不能运行，但是我们可以走到十楼，穿过大楼，然后下到六楼。"

不知不觉间，我们已经走到了旧医院的十楼。屋顶的瓷砖散落在地板上，残破的灯具在我们的头顶摇摆，废弃的病房内空空如也，所有的床、设备和椅子都搬走了。

经过九楼时，我们看到了废弃的护理站和很多空病房，这不禁让我想起了在这里度过生命最后时光的那些病人。我们终于到了六楼的重症监护室。其他的一切可能都改变了，但重症监护室入口的双层门还是老样子，几十年后，我一眼就认了出来。

我转身对安全系统主任说："当年我就是被挡在了这扇门外。"

"现在你可以进去了，进去看看吧。"他说。

我推开门，转身对他说："我母亲的床就在左手边第二张。"进入病房后，我在找母亲病床所在的位置。

就在母亲的床头，一盏呼叫灯竟然还闪着绿色的光，我愣住了。我们走过四个楼层的病房，就没有看到一盏还在闪烁的呼叫灯。

我的大脑告诉我，在废弃的医院里亮着的这盏呼叫灯只是偶然。又或许警察局长打开了这盏灯，因为他知道我母亲就病逝于这张床上。但一想到这，我就意识到是无稽之谈——警察局长怎么可能会知道这是我母亲去世的病房？我从未告诉过他母亲的全名，退一步讲，即使我告诉过他，他也得从这家废弃医院几十年前的档案里找记录，而医疗记录通常在七年后就会被全部销毁。

这盏闪烁着的呼叫灯意味着什么？我们常说"创造意义"。生活的意义丰富多彩，就看我们赋予了生活何种意义。我将赋予这盏绿色呼叫灯什么意义？而它本身又代表什么意义？绿灯通常意味着可以通行，而此时此刻，它意味着我终于可以踏足母亲去世的地方了。但是，在医生办公室里使用的绿灯还有另一层含义。病人被带到检查室时，房间外面的绿灯意味着有病人正在等待医生看诊。这盏绿灯是不是在告诉我，母亲在等着我呢？她是不是知道我要来，想给我一个信号，暗示她在这儿等着我？如果这个地方对我来说意义深远，那么对她来说，这里是不是也同样意味深长？

　　站在那间病房里，我想起了朋友露易丝·海跟我说过的一句话："我们在戏中登场，在戏中离场。"我和露易丝也把这句话收录在了我们合著的《生命的重建》这本书中。在这个世界上，每个人的生命都是有限的。我已经从一个会追问母亲为什么要去世的小男孩成长为一个能治愈心伤的成年人。那个 13 岁的小男孩怎么也不会想到，有一天，他能够再一次站在 42 年前母亲去世的地方。现在，我的年龄也与母亲去世时的年龄相仿。再次来到这里，睹物思人，我终于可以不再遗憾，生命也因此完整。我不再是创伤的受害者，我已从哀伤中振作起来。想起母亲的时候，我更多感受到的是爱，而不是痛苦。当我知道可以把失去母亲的哀伤心情转化为自己的职业，帮助成千上万的人度过人生中最灰暗的时刻时，我发现了生命的真义。

创造生命的意义

　　盖尔·鲍登的孩子布兰登出生时就患有脊柱裂，他排便时需要使用导尿管，腿上还装着支架，得用轮椅代步。然而，盖尔决心让儿子拥有一段丰富的人生。多亏了盖尔的决定，布兰登快乐地长大了。他喜欢黄色，酷爱汽车，尤其是黄色的大众甲壳虫。很快，他就收藏了各式各样的玩具汽车。

　　布兰登 17 岁时，一天，盖尔走进他的房间，发现他没有了反应。布兰登被送到医院，医生告诉盖尔一个令人心碎的消息——布兰登永远都不会醒来了。医生说布兰登生命垂危，盖尔可以考虑将他的健康器官捐献出来。

尽管盖尔很难接受儿子就要离她而去的事实，但最终她还是同意捐献。如果医生无法挽救布兰登的生命，至少布兰登的器官还能够拯救其他人的生命。盖尔在不自觉的情况下为儿子的生命和死亡探寻到了意义。她坐在儿子身边，看着医生拔掉呼吸管，看着儿子平静地离开了这个世界。一切都非常安详，盖尔相信儿子已经回到了天堂的家。

几年后，在盖尔的另一个儿子布莱恩参加夏令营期间，他们搬进了新家。盖尔正在拆箱时，突然听到了一阵敲门声。那是她请来的粉刷工人，盖尔准备将新公寓粉刷成已故的布兰登最喜欢的黄色。

"您好，我是肯，是油漆工。"那人自我介绍道。

"你比预计的时间早了一个星期。"盖尔说。

"我之前的工作任务取消了，所以公司派我提前过来了。"肯回答道。

盖尔对他说："东西都还在箱子里，我本来想在你来之前把东西都整理好。既然来了，你还是先动手刷油漆吧。"

肯开始给房间刷油漆，盖尔继续收拾东西。"您一个人住吗？"肯问道。

"还有我儿子布莱恩，他在参加夏令营。"

"您只有这一个孩子吗？"

盖尔以前也碰到过这个尴尬的问题。有时她会谈到布兰登，但有时会说："只有布莱恩和我。"不知为什么，这一次的提问让她措手不及。她站在那里，不知说什么好。她说："我还有一个儿子叫布兰登，他 17 岁时就去世了。"

"我这人真是太蠢了，"肯内疚地说，"总是口无遮拦！很抱歉问了您这个问题。"

"没关系。"盖尔说，肯继续粉刷。几分钟后，肯说："我对您的儿子去世的事感到遗憾。我明白重病缠身是什么感觉。4 年前，我 42 岁，差一点儿就死了，多亏了一次肾移植手术才捡回一条命。就在上个月，我刚刚庆祝了肾移植成功 4 周年纪念日。"

"你什么时候做的移植手术？"

"二月。"

"二月的什么时候？"

"2008 年 2 月 13 日，"他说，"我永远也不会忘记这个日子。"

"布兰登是 2008 年 2 月 12 日去世的。"

"这真是太巧了，"肯说，"我的捐赠者是一名 21 岁的男性，他死于一场车祸。"

盖尔继续收拾东西，肯接着粉刷。过了一会儿，盖尔出去办事，肯一个人留在公寓里，这时一面墙已经被漆成黄色。盖尔回来时，她发现肯呆呆地站在原地，油漆工作没有任何进展。

"出什么事了吗？"盖尔问。

"抱歉，我骗了您。"

"你不是油漆工？"

"不，不是这件事，给我移植的是布兰登的肾。"

"什么？"

"当您告诉我您儿子叫布兰登，而您叫盖尔的时候，我就想起来了，我在移植手术后收到过您的来信。我曾有机会给您回信，但很惭愧，我没有这样做。"

盖尔惊呆了，拿起电话打给移植中心。她对移植中心的顾问说，"我雇了一个油漆工，他告诉我他移植了布兰登的肾。我怎么能确定这件事是不是真的？"

移植顾问说："这种事发生的概率非常小，请把他的名字告诉我。"

盖尔询问了肯的全名，告诉给了移植顾问。顾问查看了机密文件后，确认肯移植了布兰登的一个肾脏。听到这一消息，盖尔百感交集，失声痛哭。面对这种做梦也想不到的联系，肯也感到十分震惊。知道儿子的肾脏就在这个活生生的男人身上，盖尔忽然发现了生命的真谛。布莱恩夏令营结束回到家后，听说了这件事情。对此，他说："妈妈，冥冥之中，好像是布兰登找到了回家的路。"

那时，看着儿子渐渐停止呼吸，盖尔无奈地接受了眼前的悲剧。她决定捐献儿子的器官，让儿子的生命通过拯救他人得到延续。对盖尔而言，这是赋予儿子生命以意义的决定。而此时此刻，她竟然遇到了肯——一个因布兰登捐献的器官而获救的人。后来，盖尔见到了肯的妻子和孩子们。这时，她才意识到肯的孩子们是多么需要他，如果失去父亲，整个家庭必将陷入绝境。布兰登的这颗肾脏不仅挽救了肯的性命，而且对肯的家庭来说也产生了非同小可的影响。

你可能会认为盖尔住在某个小镇上，肯为她粉刷房子也许并不是如此惊人的巧合，但即便如此，盖尔发现肯移植了她儿子肾脏的可能性也是非常低的。让我们来考虑以下可能因素：

- 盖尔没有提到她的儿子布兰登。
- 肯没有提到他的肾脏移植手术。
- 盖尔自己粉刷房子，没有遇到肯。
- 盖尔找到另一家公司来为她粉刷房子。
- 公司派来另一位油漆工。
- 肯按预定时间上工，而盖尔没有空闲和肯聊天。

你可能仍然认为一切只是幸运的巧合罢了，但事实是，盖尔并不住在小镇上，她住在纽约州的布法罗市，那里有 1 800 名油漆工可供选择。归根结底，盖尔能碰到肯的概率是大是小并不重要，对盖尔来说，这似乎就是注定要发生的，是她所做一切的明证。当初决定捐献布兰登的器官时，她就觉得这个善举也许能给别的不幸的人带来福音。布兰登不会就这样白白死去。见到肯活生生地站在眼前，就是当初决定带来的最大回报。如今，盖尔致力于帮助其他家庭做出人生中最艰难的决定，一起处理去世亲人的器官捐献和移植事宜。她将继续为布兰登的生命创造意义。

我们都能创造生命的意义吗？

有些人是否无法找到生命的意义？有没有可能发现或创造人生意义的能力刻在一个人的遗传基因之中，所以，一些人能够探寻到生命的真谛，而另一些人不能？换言之，是否只有一部分人才拥有将人生的苦涩酿成清凉解渴的柠檬水的天赋？答案当然是否定的，因为找寻生命的意义，是每个人与生俱来的能力。

简在经历了一系列毁灭性的打击之后，一直在苦苦找寻生命的意义。她的儿子死于一种罕见的癌症。在她心目中，儿子活泼、淘气，惹人喜爱，甚至在很小的时候就交到了很多朋友。她坐在我的对面，没有正视我的眼睛，只是小声地说着："孩子死后，我和丈夫就离婚了。我现在孤身一人，生活毫无意义。我的儿子汤米才两岁就死了，他的生命又有什么意义呢？"

"这其中蕴含的意义超出你的想象，"我说，"你的儿子对这个世界而言意义非凡。我现在知道了汤米，他将永远活在我的心中。这还仅仅是个开始，我们可以从所有在这个地球上生活过的人的生命中和人们的心中找到意义。只要你想找，就能找到。"

我问简愿不愿意听我讲讲我朋友琳达的故事。

琳达 9 岁的时候，母亲因为癌症去世。她觉得自己从此再也无法拥有一个正常的人生，她嫉妒父母双全的同学。12 岁那年的暑假，她随出差的父亲一起去了马萨诸塞州。第一天晚上，吃过晚饭后，父女俩决定去散散步。他们当时去的是马萨诸塞州一个古老而迷人的城市。走着走着，他们看到一片小小的墓地，就在一条主街旁，于是决定进去看看。

琳达发现了一块墓碑，上面刻着名字"威廉·伯克利"和生卒年月：1802 年 3 月 15 日—1802 年 3 月 18 日。她对父亲说："这个孩子出生三天后就死了，这三天就是他仅有的人生啊！"

父亲告诉她，19 世纪初，婴儿的死亡率比现在高得多。在那之前，琳达从未想过别人也会失去亲人，因为她一直沉浸在失去母亲的哀伤里无法自拔。"之前我一直都没有意识到我陪伴妈妈的日子可能会很短。"这是她有生以来第一次对自己和母亲一起生活过的岁月感恩不已。但不幸的是，这种感恩转瞬即逝，因为另一种情绪随之而来，那就是恐惧。

"如果你死了，我该怎么办？"她问父亲。

"亲爱的，我希望这件事很久以后才会发生。"

琳达告诉父亲，她在电视上看到过一则广告，广告里说："如果你的亲人故去，而你却无钱安葬，该怎么办？"广告宣称，每月只需花一美元购买人寿保险就可以无后顾之忧。她想让父亲买一份保险，因为她无意中听到过父亲与别人的对话，知道父亲是靠借钱才支付起母亲丧葬费的。

望着女儿痛苦的脸庞，父亲安慰道："琳达，当我的生命走到尽头时，我会尽我所能把所有事情都安排妥当。如果你知道我买了那份一个月一美元的保险，会不会感觉心里踏实点儿？"

"会，"琳达回答，"但你不要死！"

父亲吻了吻她的额头说："好吧，我不死，至少很长时间内不会死。我会买那份保险的。"

这是他们第一次如此坦诚地讨论生死问题，但并不是最后一次。幸运的是，琳达的父亲后来又活了几十年，在那些年里，他们的关系越发亲密。父亲 84 岁去世时，琳达已经结婚，有了两个孩子，并且在一家在线电视网络公司成为一名成功的媒体人士。琳达为父亲办了一个体面的葬礼，把他和母亲合葬在了一起。

大约六周后的一天晚上，琳达早早下班，急匆匆地赶回家，准备参加由她公司赞助的针对癌症的慈善拍卖会。她匆匆地扫了一眼信件，发现有一封是由自由互助人寿保险公司寄来的。打开信封，她发现了一张 600 美元的支票。她突然意识到这份保险是父亲在多年前和她一起看到那个孩子的墓碑后购买的。眼前的这张支票是多么讽刺。她已经不再需要这笔钱，也不知道该如何处置。但她仍希望能找到一种合适的方式花掉这笔钱，以此来纪念她的父亲。

那天晚上，在慈善拍卖会上，琳达和丈夫观看了她公司制作的视频片段，其中展示了主办拍卖会的慈善机构为帮助许多急需救助的人所做的善事。该慈善机构负责人解释说，当晚是募捐活动的高潮，他们希望可以募到 50 万美元，如果到这个数，有位捐赠者将以一比一的比例，再给他们捐赠 50 万美元。

那天晚上，琳达和丈夫决定提前几分钟离开。夫妻俩与其他人道别后正准备离开时，琳达听到主持人谈论起他们当晚的筹款目标，筹集的资金已清点完毕，共计 499 400 美元，还差 600 美元才能达到目标。

琳达突然兴奋起来，她知道该如何使用父亲的这份人寿保险支票了。她当即举起手说道："我捐 600 美元！"

主持人对她说："完成！我们实现了筹款目标，谢谢您！您的善举让今晚的慈善筹款活动圆满收官，我们的善款也将翻倍，达到一百万美元！"

回想那一刻，琳达惊讶地意识到，那个在 1802 年只活了三天的孩子，不仅对 12 岁的自己产生了巨大的影响，帮助她意识到有母亲陪伴的 9 年是多么幸运，而且还影响到了她的现在，惠及千千万万的人。这件事使她明白，任何生命，无论存在的时光多么短暂，都是意义非凡的。

"这个故事太感人了。"简说。

我拉住简的手，接着说道："还记得我曾经说过，只要曾经生活在这个世界上，一个人的生命就有意义吗？想想这个故事中所蕴含的深意吧。首先，1802 年去世的那个孩子对其父母来说，必定是有意义的。而将近两百年后，他对一个仍在怀念母亲的小女孩产生了非凡的意义。再到今天，他短暂的一生还在持续发挥着更多有益的影响。由于琳达的捐赠，基金会那晚得以筹集到一百万美元，那又会使多少人受益呢？而那一切都是源于琳达与父亲当年在那个孩子墓前的一席谈话。"

那天谈话时，简说："从前，我认为只有孩子活着才有意义，我从没想过他的死也能产生意义。"

我说道："生命的意义就在我们身边，我们需要做的只是找到它。"

像简一样，许多人都认为亲人的离世，除了带给自己痛苦，再无意义可言。的确，有时我们不得不费尽周折，或者需要借助旁人的帮助，才能找到生命的意义。但只要我们真心找寻，就会发现它一直存在于我们的人生中。每个人都会在人生的某个阶段滑向崩溃的边缘，重要的是，我们要知道如何坚强地站起来，重拾对生活的勇气和信心，再次踏上人生的旅途。

第 2 章　见证哀伤

对于逝者和生者，我们都必须有所见证。

——埃利·威塞尔

　　如同指纹一样，每个人的哀伤都是独一无二的。但所有人都有一个共通之处，那就是无论如何表达哀伤，他们都需要有人来见证自己的这份感受。这并不是指需要别人帮助他们减轻哀伤或帮助他们从哀伤的深渊里解脱出来。我们需要的只是有人可以充分理解自己痛失亲人的巨大哀伤，无须强颜欢笑。

　　这种需要是与生俱来的，因为情感将我们相互联结起来，而这种联结正是我们能够生存的关键所在。从出生的那一刻起，我们就意识到我们其实并不孤单。人类大脑中有镜像神经元，这就是为什么母亲对婴儿微笑时，婴儿也会对母亲微笑。这种镜像反应会一直持续到成年。记得有一天，我走在街上，一个男人对我打招呼说："你好！"我不是那种自来熟，但几乎是本能地，我也立刻回应他说："你好！"这不仅仅是表达方式的模仿，更是隐藏在语言背后的情感交流。这种镜像神经元使母亲和孩子能够了解彼此的情绪。

爱德华·特洛尼克博士是一个心理学团队中的一员，该团队制作了一个短片，片中展示了如果婴儿的情绪无法从周围的人身上获得反应，会有什么可怕的结果。实验首先让一个 10 个月大的孩子坐在一把高脚椅上。婴儿睁着大大的眼睛，开心地盯着母亲的笑脸。婴儿和母亲就像我上面描述的那样，捕捉到了对方的情绪。母亲笑，婴儿也跟着笑；婴儿用手指指一个方向，母亲就顺着他指的方向望过去。之后，在研究人员的要求下，母亲先转身离开，当她再次回到婴儿身边时，脸上毫无表情。母亲的样子让婴儿困惑不已，于是他想尽一切办法，想让母亲有所反应，但都无果。他绝望地哭闹起来——这是一种与生俱来的本能反应，因为婴儿在潜意识中知道他们需要别人的照顾才能生存下来。如果照顾他们的人并不在意他们，他们就会非常难过。

成年人也是如此。如果他正处于哀伤之中，他也需要别人的共情，需要有人体会到他的伤心欲绝。但在当今这个生活节奏超快的社会中，我们的哀伤也被弱化和净化。挚爱的亲人去世后，你只有三天的丧假，然后就不得不回到工作岗位，每个人都希望你像什么都没发生一样继续工作。周围的人能够见证你痛苦的机会越来越少，而这可能会让人感到被孤立。

我在澳大利亚旅行时遇到一位研究员，她告诉我，她正在开展一项关于澳大利亚北部原住民村庄的生活研究。其中一个村民告诉她，如果村里有人去世，当天晚上，村里的每个人都会把一件家具或别的什么东西搬进这个人家的院子里。第二天，逝者家属醒来后就会看到，由于他们痛失所爱，外面的一切都改变了，不仅是他们沉浸在丧失亲人的悲痛中，其他村民也感同身受。这就是这些村落见证和表达哀伤的方式。他们用一种具体的、可感知的方式，表明人的死亡事关重大。这种失去被他们具象化了。

在美国，也曾有过相似的做法。过去，人们聚集在一起，共同见证亲人去世时的悲痛。但在我们现在的文化氛围中，痛失亲人的哀悼者会感觉到，尽管他的世界已经崩塌，哀痛到无法自拔，但其他人的世界却丝毫没有改变，似乎什么都没有发生过。悼念的仪式太少，分给悼念的时间也太少。

哀伤会将我们紧紧地联系在一起，因为它是一种人类共通的情感体验。和一个疾病缠身的人谈话时，我可以倾听，也可以鼓励他，但我可能这辈子也不会患上他所患的疾病。然而，当我与痛失亲人的人在一起时，我知道，总有一天我也会与他们经历相同的场景，这样，我就能试着体会他们当时的心情。不要试图改变什么，只是让自己设身处地了解这份哀伤。每当有人和我倾诉他们的痛苦和哀伤时，我都因他们给予我的信任而备感荣幸。如果我们能见证当事人的脆弱而不对此加以评判，就能使他得到安慰、摆脱孤单。

很多时候，一些善意的局外人会向逝者家属建议，是时候放下哀伤，继续前进，拥抱新生活了。但事实上，哀伤应该是一个评判的禁区。那些真正了解你所承受的哀伤的人永远不会对你评头论足，也不会认为你的哀伤是小题大做，或是你陷入其中的时间过长。哀伤是我们内心的感受，而悼念是其外在的表现。哀伤是一个过程，一段旅程。既没有针对人们应该怎样表达哀伤才算适度的规定，也没有为哀伤划定截止日期的规定。

当人们问我，这种失去挚爱的伤痛会持续多久时，我通常会说："亲人离开多久，这种悲痛就会持续多久。这并不是指你会永远沉浸于痛苦之中无法自拔。但可以肯定的是，你永远也不会忘记那个人，因为他在你心中是特殊的存在，你永远也无法填补因他的离去而在心中留下的伤痛。还有一个说法，我称之为'一年悲恸期'，即我们在失去亲人的头一年里会收起所有的哀伤。然而，这种说法并不完全正确。在失去亲人的第一年，你可能会悲恸欲绝；一年之后，你的哀伤情绪仍会起伏不定。有时，它似乎会减轻；有时，又有些什么东西让你触景生情，再次陷入失去挚爱的沉痛之中。随着时间的推移，哀伤的情绪渐渐平复，但它将永远在你的心中占据一席之地。"

这就是我对这个问题最细致的回答，但仍不能涵盖所有的可能性。多年的临终关怀工作让我逐渐意识到，如果我看到一个哀伤的人，那么我只是看到了他一个人的哀伤。每个人表达哀伤的方式各异，无从比较，即使在同一个家庭里，也各不相同。可能姐姐哭得撕心裂肺、泣不成声，妹妹则将哀伤埋藏在心底、默然无语。可能哥哥脆弱无助、心碎欲绝，弟弟则只想化悲痛为力量，继续踏上人生旅程。有些人善于表达感情，有些人则羞于表达自己的感受；有些人情感丰富，有些人则情绪内敛；还有些人表达哀伤的方式更为实际。在他们看来，继续坚强地生活下去才能告慰死去的亲人。我们可能会错误地认为，那些不善于表达悲痛之情的人应该在一起相互照应，分享他们的感受。但如果他们在生活中不常这么做，也不会用这种方式来表达哀伤，他们必须以自己的方式来感受失去亲人的哀伤，其他建议对他们毫无帮助。

哀伤的正反两面

在现代社会，我们的哀伤经常见诸网络。在社交媒体上发表有关哀伤的言论时，我注意到人们的反应各不相同。如果我发表的是充满治愈能量、满怀希望、乐观向上的言论，会给很多人带来希望，但不会引起其他人的共鸣。那些身处人生至暗时刻的人不愿意听到"希望"这个词，这通常是因为他们刚刚失去亲人，哀伤过于强烈，无法容纳其他的情绪。他们只想将哀伤的阴郁宣泄出来。哀伤的泪水是他们爱的证明，证明死去的人于他们而言至关重要。如果我发表"今天，我感觉痛苦仿佛永远不会终结"或"哀伤好像挥之不去的阴云，笼罩了整片天空"之类的言论，就会引起他们的共鸣。这样的话见证了他们的感受，远比找到生活积极的一面更能让他们感到宽慰。

哀伤有不同的表达形式。有些人用阴郁沉痛来表达，有些人用光明希望来表达，有些人两者兼而有之。这取决于他们处在哀伤的哪一个阶段。认为某种表达哀伤的方式比另一种方式好，或者认定某种表达哀伤的方式才是对的方式，这两种观点都是错误的。人们只是有不同的表达哀伤的方式，以及由失去亲人引起的不同情绪而已。我们对希望的看法也是如此。对一些哀伤的人来说，希望就像氧气那样不可或缺。然而，对另一些人，尤其是对刚刚经历至亲离世的人来讲，他们可能会感到希望无从谈起。"我哀伤到无法自拔，你居然还要我心怀希望。希望什么呢？你需要我假装充满希望来让你感觉更舒服一些吗？"

实际上，希望与生命的意义紧密相连。意义改变了，希望也会改变。安慰一个哀伤的人时，有时我会说："你的希望也随着你爱的人一起死去了，一切似乎都没有意义了。"

令人惊讶的是，他们非常认同这个观点："是的，我就是这种心情。"

他们觉得终于有人能感受到自己的哀伤了。我常说："逝者已去，令人痛断肝肠。但我相信你只是暂时失去了人生的希望。在你找到希望之前，我会先替你保管。我要让你再次找到希望。我不是说让你彻底抛开伤痛，但也不想过分夸大死亡的影响，因为死亡结束的只有生命，却无法终结我们和亲人的关系、爱和希望。"

有时，有些哀伤的人会告诉我，他们的亲朋好友对他们说了一些可怕的话，诸如"时间能治愈一切""开心点儿，现在你所爱的人已经安息了"之类的说法。这样的话会让刚刚失去亲人的人认为他们的悲痛之情没有得到见证。我们中的很多人在面对逝者家属时会想说些安慰的话，但我们可能没有意识到，时机不对，方式也不对。如果逝者家属需要一段时间沉浸在痛失所爱的心境中，那么鼓励、安慰对他来讲就不啻一种伤害。我们必须体察对方的真正需求。如果我们能够理解并准确解读逝者家属哀伤的情绪，那么，痛失挚爱将变得更有意义，更加容易接受。

　　我们还必须记住，你自己对逝者的想法无关紧要。也许你认为朋友的母亲人品不好，并不值得朋友这么伤心。也许你知道姐夫曾经对姐姐不忠，所以不明白为什么姐姐会因他的死亡而伤心哭泣。你对逝者的看法不会影响逝者亲属对他们的怀念之情，他们也绝不会因为听到你认为已逝的人不值得他们如此哀伤就得到安慰。

　　那些因失去宠物而伤心不已的人常常说，别人根本不理解他们的哀伤。在我儿子去世几个月后，我一位好友的宠物狗在陪伴了他16 年之后也不幸去世了。我向他表示哀悼时，他被我的关心吓了一跳。"你的哀伤比我的严重得多。"他说。我看不见他的眼泪，但我的伤痛未必比他的更甚、更具意义。人生中的每一次失去都是有意义的，所有的失去都应该有人为此哀伤，应该有人见证。我对宠物去世的看法是："如果你的爱是真实的，那么哀伤也是真实的。"伴随失去而来的哀伤，正是我们对爱的深刻体验，而爱在人的一生中可以有很多种形式。

　　我的伴侣保罗·丹尼斯顿教授"哀伤瑜伽"。有时他会让班上的学生互动，做出见证其他人哀伤的动作。他会让两个哀伤的人面对面站着，各自用手抚摸胸口。他们会看着对方的眼睛说："我看到了你的哀伤。我看到了你已疗愈。"这种见证他人伤痛的方式具有非常好的治疗效果。参与者经常说，他们觉得这是课程中最令人难忘、最有帮助的时刻。

未被见证的哀伤

有时，我们无法陪伴那些悲痛万分的逝者家属。也许我们担心找不到合适的话来安慰对方，也许我们认为这超出了自己的能力范围。我的儿子戴维去世后，朋友玛丽亚连续几个星期不停地给我打电话和留言，最终，我接听了她的电话。玛丽亚对我说，没能参加我儿子的葬礼，她感到很内疚。她与我的家人都非常熟悉。"我就是做不到，"她说，"我害怕面对悲痛欲绝、撕心裂肺的场面，我觉得我无法面对那样的你。但这些日子以来，我总是想到你和戴维。没能参加他的葬礼，我感到很愧疚。"

理智上，我想说：别担心，这没什么大不了的。我想减轻她的内疚。但那不是实话。我只是说了："我特别想你。"

后来我仔细回味了她那番话，不仅从一个哀伤之人的角度，也从一个生者的角度。当我们试图回避悲痛和哀伤时，我们的内心就会失调。如果当时玛丽亚来参加葬礼，她可能悲痛不已，然而这对她会很有意义，因为她能体会到生命节奏的律动所带来的真实感。她感受到的悲痛之情也会慢慢融入灵魂，而不会像现在这样，感到内疚不已、难以释怀。

生活给了我们痛苦，而我们能做的，就是当痛苦来临时勇敢地去体验。回避失去是有代价的。让别人看到自己的痛苦，同时也见证别人的痛苦，对身体和灵魂来说都是一剂良药。

在我的一次演讲中，一位顾问问我："我有个客户觉得葬礼气氛太过哀伤，不愿去参加葬礼，从医学专业的角度讲，这是什么问题？"

我回答说："这是自私自利和以自我为中心的人生态度。"不知道从什么时候开始，人们居然会觉得葬礼太过哀伤，拒绝参加。人生起起落落，有高峰，也有低谷。不管顺境还是逆境，我们都应从容面对、坦然经历。

玛丽亚没有参加戴维葬礼的行为伤害了我，有时候伤害也可能是由那些好心却不知道如何回应的人造成的。当你听到有人一遍遍地重复他的哀伤往事时，这意味着他的哀伤并没有以一种健康的方式宣泄出来。也许他的孩子会说："爸爸，别再说了，我们都知道妈妈是怎么去世的，但你不能再沉沦其中了。"另一个孩子可能会安慰他说："不要难过了，毕竟妈妈年纪也大了，至少她现在不必再忍受痛苦了。"这位父亲为什么不能向前看呢？一个人喋喋不休地讲述哀伤的往事，往往是因为在他的潜意识中，希望得到别人的关注。

还有一种情况表明哀伤的人没有得到应有的关注，那就是他们会把自己的失去与别人的失去相提并论。"你相信吗，我丈夫刚去世，玛莎竟然在这个时候跟我抱怨她的狗死了？！"比较就是一种方式，说明哀痛者急需得到关注。他是在说："听我说，别听玛莎说，我的伤痛更为惨烈，我需要你注意到我的痛苦！"

而帮助对方的方法就是你要让哀伤的人知道，她确实得到了你的关注，你在认真倾听，你很乐意与她交谈并分享她的感受。你可以说"我了解你受了很大的伤害，因为我知道你丈夫是个很棒的男人。你还记得那天我们一起去……"诸如此类的话，这能帮助她找到谈论自己失去亲人感受的方式。

用理智的方法处理哀伤

在庭审结束，被判无罪的林迪·张伯伦出狱很长一段时间之后，我在澳大利亚与她有过一次短暂的接触。我只有很短的时间对她的不幸表示同情。她那著名的处理悲伤的方式，被称为"用理智的方法处理哀伤"。1980 年，她和家人在野营的时候，她的孩子被野狗叼走了。但这位刚刚经历丧子之痛的母亲却遭到了澳大利亚人的怀疑和围攻，他们认为林迪有可能亲手杀死了自己的儿子。好莱坞影星梅丽尔·斯特里普在一部根据这场可怕的悲剧改编的电影中真实地再现了林迪撕心裂肺的呐喊："野狗叼走了我的孩子！"但很多人都认为她有罪。为什么？因为林迪非常坚强，从来没有在公共场合哭哭啼啼，于是她因谋杀罪被判终身监禁，并且不得假释。经过多次法律诉讼以及 DNA（脱氧核糖核酸）鉴定，她洗刷了罪名。2012 年，该案有了最终结论，林迪被无罪释放。

有些哀伤的人不愿谈论失去亲人的伤痛，他们不会泪流成河，而是会尽快地恢复"正常"状态。像林迪一样，他们看起来太坚强了，仿佛与死去之人毫无瓜葛，因为他们从不在公开场合或私下哭泣，也不与朋友和家人分享自己的感受，所以经常被误解为并不伤心。我们有一种错误的看法，认为爱有多深，哀伤就应有多重，然而事实并非如此。这类人也许可以被归为"延迟哀伤者"。总有一天，当他们再也无法压抑自己的感情时，累积的哀伤就会涌上心头，难以自抑。

我知道有些人就是所谓的"用理智的方法处理哀伤的人"。如果你问他们为什么不哭，他们可能会说："如果哭能让已逝的人起死回生的话，我会哭，但哭无济于事。"

我们必须尊重哀伤。用理智的方法处理哀伤的人经常抱怨别人总想改变他们、安慰他们。但他们不需要安慰，他们需要的是以自己的方式处理失去亲人的痛楚，并得到尊重。

罗伯特和琼结婚 25 年了。一天，罗伯特接到一个电话，得知他的哥哥科里因心梗去世了。他知道自己的父母和科里的妻子都心碎欲绝，无法为科里操持后事，于是他立刻承担起这份责任，去安排相关事宜。他成了安排科里后事的主心骨。他的嫂子至今仍说，要是没有罗伯特的帮助，她就无法度过那段艰难的时期。

葬礼上，人们窃窃私语，说罗伯特看起来沉稳干练，看上去不怎么哀伤。没有一个人看到他在哭泣。家人们悄悄地问琼："罗伯特在你面前哭过吗？"

琼也没有看到过丈夫哭泣，于是她开始担心起来。在接下来的几周里，琼一直在问罗伯特有什么感觉。

"你想念科里吗？"

"我当然想他。"他说。

"我只想让你知道，哭出来也没关系。"

"我知道，我没事。"

大约 6 周后，琼建议她丈夫去看心理医生。罗伯特被这个建议吓了一跳，问她："怎么了？出什么事了吗？"

"科里死了，我担心你无法接受这个事实。"

"我已经接受现实了，但我不会哭。我确实感觉到了哀伤。我也不知道要说些什么，他的离去对我来说是个悲剧。我余生都会一直想念他，但无论我说什么，都不能让他再活过来了。"

9个月后的一天，是罗伯特家里一年一度的旅行垂钓日。他们家的大多数男人每年这个时候都会到附近的一个湖边度周末。琼很高兴今年还能成行，她知道罗伯特的哥哥以前总会参加这个聚会，家人们一定会深深地怀念他。男人们肯定会谈到科里的离去，这样，罗伯特就有机会来正视自己的哀伤。罗伯特回来的时候，琼说："你们所有人都能聚在一起缅怀科里，心里肯定觉得好受点儿了吧。"

"我们没提这件事。"

"什么？"琼问，"科里每年都参加聚会，今年他不在了，你们怎么能不提他呢？"

她来找我，是因为她觉得罗伯特的哀伤可能无法得到释放。我建议，虽然对她来说，公开表达哀伤是一件自然而然的事情，但她的丈夫可能是一个用理智的方法处理哀伤的人，他在以他认为自然的方式处理自己的哀伤。我让她试着想象一下，如果有人对她说"别伤心了"或者"你不应该哀伤过度"之类的话，她会有什么感觉。我解释道，正如有人那样做只会妨碍她以自然的方式体验哀伤，让罗伯特违反本性，表现出更多的哀伤，也是对他处理哀伤方式的不尊重。

琼最终意识到，罗伯特处理哀伤的理智方法和痛哭流涕的方式一样正常，应该得到别人的尊重和认可。

从最私密到最公开的哀伤表达

西蒙娜是一档深夜电视节目的嘉宾协调人。作为这行的翘楚，她知道明星大腕的新电影什么时候上映，也知道什么时候有丑闻发生。她的工作就是邀请当红明星来参加节目。

人人都知道西蒙娜，但除了知道她有丈夫和几个成年子女外，对她的私生活几乎一无所知。她也很少谈论自己的私事，总是小心翼翼地将自己的个人生活和职业生活分开。

一天，西蒙娜的助手把正在开会的她叫了出来，说有个紧急电话。电话中，西蒙娜的女儿告诉她，爸爸刚死于心脏病。

"我能帮上什么忙吗？"她的助手问，"这件事，我应该怎样跟大家说？"

"你只需告诉他们，我丈夫死了，我两周后回来。别的什么也别说。"

两周后，西蒙娜回来了。大家安慰她，还送了她鲜花。她真诚地接受了大家的关心，但当同事们想进一步了解细节时，她却说她现在不想再谈这件事了。她完全是"回归工作"的态度。然而，6个月后，她递交了辞呈。她的老板以为她是被一家竞争对手挖走了，但实际上促使她辞职的原因远比那复杂得多。

没人知道西蒙娜的丈夫患有双相障碍。多年来，她一直尽心尽力地照料着丈夫，让他保持健康，督促他吃药，帮助他尽可能恢复。丈夫的病让她觉得难以启齿，因此她一直不愿意谈论这件事，而且骨子里的内向也让她更注重保护丈夫的隐私。只有在工作中，她才能不去想家庭的困境和丈夫的疾病，得到一丝喘息。但在丈夫死后，她发现她很难再这样继续走下去了。

我见到她时，她刚刚离职不久。她说精心照顾、小心保护丈夫这么多年后，她感到自己精神受创、身心俱疲，这份工作也突然变得毫无意义。她仔细想了想，觉得当初能够帮助丈夫的资源还是太少。现在，她想寻求另一种方式，让自己的生活更有意义。我谈到她可以重返校园，成为一名指导老师或者社会工作者。这些都没有引起她的共鸣。然而，她确实可以暂时休息一段时间，并利用这段时间好好规划一下未来。

大约一年后，我接到西蒙娜打来的电话，她邀请我到一个组织的年会上演讲，该组织所在的城市离她以前居住的城市非常远。

"你现在在做什么工作？"我问她。

"等一下，"她说，"我在办公室，我关一下门。"

她对我说，丈夫死后，她知道对于过去无助的 25 年，她什么也做不了，但她希望新的工作能让她不负时光。最终，她在一个全国性的演说家组织里找到了称心的工作，在那里，她的工作不是邀请名人大腕，而是邀请全美最知名的一些精神卫生专家。"我想帮助人们解决心理方面的问题。"她说，"我还在一家精神卫生诊所做志愿者。"

"太好了，"我说，"你之前的同事知道你为什么要做这么大的改变吗？"

"戴维，你了解我的。我对那件事守口如瓶。我只告诉他们我需要改变，然后就离开了洛杉矶。"

西蒙娜自始至终都很注重隐私，但注重隐私并不意味着她没有深切地感受到挚爱的离去，也没有妨碍她做一些有意义的事情来怀念她的丈夫。

在另一个极端的例子里，哀伤也可以是非常公开的。一天，我的电话铃响了，一个女人说："副总统拜登的电话。"接通电话后，我听到了他清晰的声音："你好，戴维，我是乔。我想感谢你的来信。"

乔·拜登对失去亲人的感受并不陌生。许多年前，就在他第一次成为参议院议员的前夕，他的妻子娜丽亚和女儿娜奥米在一次交通事故中不幸丧生。成为参议员两天后，他又不得不处理发生在新奥尔良的一起大规模枪击事件。是的，就是发生在我小时候的那一起枪击案。我们提到了命运的捉弄、失去至亲的感受和彼此在冥冥之中的关联。拜登副总统那天打电话是想谈谈他最近的一次丧子之痛——不久前，他的大儿子博死于脑瘤。

我告诉他，我认为他在儿子死后处理悲痛的方式非同寻常。他每每在公开场合谈到丧子之痛时总是悲伤不已，有时甚至当众落泪。在接受奥普拉·温弗瑞采访时，他提到了一个亲密的画面——在博临终时，他和小儿子亨特紧紧握着博的手。

就像西蒙娜习惯于把感情藏于内心一样，将情感释放出来一直是拜登的处事风格。在博死后，他曾多次公开表达情感，悲痛欲绝，但事实上，这样做对当时的他来说，是一大挑战。他对我说：

"我是副总统，我的一部分职责是作为政府的官方代表，参加葬礼和宣读悼词。"即使在儿子死后，他仍得继续履行这项职责，甚至在博死后不到一个月，他就得鼓起勇气，前往南卡罗来纳州的查尔斯顿，去安慰伊曼纽尔非裔卫理圣公会教堂大规模枪击案中的幸存者。就像他在《老爸，答应我：痛苦、坚强和充满希望的一年》（*Promise Me,Dad:A Year of Hope, Hardship, and Purpose*）一书中写到的那样："安慰他人总是能让我感觉心安一些，我太渴望这种感觉了。"但那天他对我说，因为他自己也深陷于悲痛之中，所以他发现参加那些葬礼让他难以忍受。那些葬礼会不断地提醒他痛失爱子的感受。

　　我告诉他，我可以想象这对他来说有多艰难，但正因为他儿子的离世为他带来了伤痛，才能使他对别人的痛苦更加敏感。他能够深刻体会别人的痛苦，也能让别人知道自己的痛苦意义深远。而且，这也不失为一个好方法，可以让他为自己儿子的死亡找到新的意义和价值。我希望我说的话对他有帮助，就像他曾多次对哀伤的人说的那样："终有一天，当回忆涌上心头，你会擦掉眼泪，笑对人生。"世间的事情大抵如此：必须先经历痛苦，才能找到人生的意义。

　　另一个公众人物在痛失所爱之后有意识地选择了让全世界共同见证她的失去和痛苦。1963 年，肯尼迪总统在达拉斯被枪杀后，他的妻子杰奎琳·肯尼迪拒绝换下沾满肯尼迪鲜血和脑浆的粉红色西装。"让他看看自己的罪行。"她悲愤地说。她不想让这场暴力消弭于无形。她希望自己的失去能得到全世界的充分见证。让他人见证哀伤是为了让失去变得有血有肉。

　　杰奎琳·肯尼迪失去丈夫，副总统拜登痛失儿子的时候，两个人都已经是家喻户晓的公众人物了。对普通人而言，失去至亲的悲剧让他们可以进入公众的视线。曼哈顿的一对年轻夫妇就是这样。我在马萨诸塞州斯托克布里奇市克里帕卢的一个疗养中心参加一场哀伤讨论会时，遇到了杰森·格林和斯泰茜·格林这对夫妇。一天早晨，他们两岁的女儿格蕾塔和她的祖母坐在曼哈顿上西区的一条长凳上，突然，一块砖头从一座建筑物的八楼掉落下来，击中了格蕾塔。这个还在蹒跚学步的孩子被紧急送往医院接受脑部手术，但遗憾的是，她没有再苏醒过来，最终离开了这个世界。

　　当地媒体报道了这起悲剧，消息传播开来，随即《纽约时报》和其他许多新闻机构都对此进行了报道。《每日新闻》还曾在头版头条使用了格蕾塔在她母亲脸书上的一张照片对此事进行报道。格蕾塔的父母很快就成了公众人物，无论他们去到哪里，好心的陌生人都会和他们说话，向他们表示关心，还会问一些问题。对正被哀伤笼罩着的杰森和斯泰茜来说，旁人的这种举动无异于烦扰。自顾不暇之际，别人的过多关注只会令他们更加无所适从。他们觉得整个世界都在观看他们的哀伤。

　　在那次哀伤讨论会上，大家要读我让他们前一天晚上写好的信件。坐在后排的杰森试探性地举起手来。当他用颤抖的声音读出给女儿的信时，房间里的每个人都被他们的故事深深震撼了。我知道他们感受到了杰森的感受。我邀请杰森和斯泰茜夫妇到前面来，表达他们内心所有的负面情绪。我告诉他们："失去孩子的夫妇嫉妒幸福快乐、无忧无虑的家庭，这是人之常情。身处哀伤的人感到愤怒，也很正常，在所难免。愤怒本身也是哀伤的一个阶段，所以，不要压抑怒火，尽情发泄出来吧。"

为了鼓励他们把自己的感情宣泄出来，我全身心投入，分享他们的悲痛，然后击打起放在房间里供人们发泄愤怒用的枕头。这时，他们的痛苦已充斥于整个房间。我叫喊起来，让他们感受到，他们女儿的死让我悲痛万分。他们对我在众人面前表现出来的激烈情绪感到十分震惊，然而，这仿佛是一种许可，最终得以让他们的情绪爆发出来。杰森开始发泄内心的愤怒，我和他一起发泄。当然，我知道他早就想这么做了，我只是起了催化作用。

"我讨厌幸福的家庭！"

他用拳头狠狠击打着枕头，整个房间里的人似乎都能感受到他的愤怒。斯泰茜站在丈夫身后，双手紧握，注视着杰森。但她无处发泄。我几乎没有感受到她的哀伤和愤怒。如同在一场重要比赛的最后几分钟教练给运动员鼓劲一样，我转向她，问道："斯泰茜，你为什么生气？"

我看到她内心腾起一股怒火，但与此同时又极力抑制住。

"我不知道该对谁发火。"她说。

"我们究竟生活在一个怎样的世界？上天为什么这么不公，让你的女儿短命夭折？"我对房间里的人、对上天咆哮道。

出于对妻子的保护，杰森转身对我说："别冲她大喊大叫！"

斯泰茜终于开口说道："发生高空坠物的那座建筑是老年人中心。走在里面，我觉得……每次碰见老年人时，我都很压抑，很难过。"她深吸了一口气，"他们让我很生气，我该怎么办，到处说我讨厌老人？"

"当然可以！"我说，"这里的每个人都知道你的意思，你并不是真的憎恨老年人，你只是憎恨他们拥有漫长的生命；你记恨他们长命百岁，而格蕾塔却短命夭折。"

斯泰茜看起来很难说出那句话，特别是在屋子里还有几位白发老人在场。我环顾四周，对大家说："我们一起说，一、二、三，我讨厌老年人！"

房间里的人都非常认真地在对待她的愤怒。没有人把她的话对号入座，认为那些话是对自己的不敬。他们只觉得命运对这个夭折的孩子来说太不公平了。

我们感受怒火，释放怒火，方得自由。这是一次印象深刻的经历，它不仅影响了格林夫妇，也同样深深影响了在场目睹他们悲痛的每一个人。我知道他们内心的伤痛即将开始愈合。

几个月后，杰森给我打电话："我不知道您是否还记得我？"

我告诉他，我永远不会忘记他和格蕾塔，这让他很感动。他对我说，周末由我主持的那次哀伤讨论会对他来说是个生命的转折点。在此之前，他们一直觉得自己是被悲剧挑中的可怜人。但那次与那么多痛失亲人、历经伤痛的人相互陪伴、相互抚慰的经历，使他们从受伤的阴影中解脱出来。这也是我期望这种讨论会能够达成的一个目标：让那些备受煎熬的人见证彼此的悲痛，回应彼此的感受。

集体哀悼

葬礼和悼念活动对人们来讲至关重要。当别人看到、听到并承认我们的哀伤时，死亡带来的深层意义就此产生。哀悼是我们哀伤的外在表现。相反，当哀伤不为人所知时，就会出现问题。这就是我为什么相信，有人决定不举行葬礼，会错失很多宝贵的情感体验。葬礼是大家作为一个家族、一个团体，一起见证哀伤的时刻，是人们最熟悉的死亡仪式，是一种从我们所爱之人的生命体验和我们自己的痛失体验中汲取意义的仪式。

在追悼会上，人们会讲述逝者对他们的意义。他们的表达方式多样，可能是一段忧郁的悼词，也可能是一件关于逝者的有趣往事。它可以伴随着欢笑或泪水，或者两者兼而有之。无论采取何种形式，讲述所爱之人的生命故事都有助于哀悼者接受亲人离世的现实。悼念也有助于我们熬过哀伤，我们需要从别人那里听听亲人的往事，这有助于我们从不同的角度了解去世的亲人；同时，我们也需要和别人倾诉自己的哀痛。

在戴安娜王妃的悼词中，她的弟弟查尔斯·斯宾塞对来参加葬礼纪念戴安娜的嘉宾说："今天借此机会，我们要向你说声感谢，虽然上天只让你走过了一半的人生旅程，但你照亮了我们的生活。我们常常感到天意弄人，你这么年轻就离开了我们，然而我们必须学会感恩，毕竟你曾经来过。如今你走了，我们才真正明白，我们究竟失去了什么。你要知道，没有你的日子是多么、多么的艰难。"

这就是治愈心伤和创造意义的开始。

通常，我们认为只要不让孩子们直面真实的死亡，就可以减轻他们的痛苦。但事实恰恰相反。我们的孩子就像我们一样，在痛失至亲时也会痛苦不已，而掩盖这种痛苦对他们来说徒劳无益。参加葬礼对孩子们来说是有帮助的，因为他们也需要别人目睹自己的痛苦，并感受到这种痛苦得到了周围人情感上的回应。

向小孩子解释葬礼时，我会说："你还记得去年你去爷爷家参加他的生日聚会，大家都唱了生日快乐歌吗？那是说'我爱你'的一种方式。现在，爷爷去世了，我们要为他举行葬礼，最后一次为他举行仪式，为了和他说再见。而举行葬礼就是我们说'我爱你'的另一种方式。"

葬礼对于见证哀伤是很重要的，因为余生每每回忆起去世的亲人，我们都要独自品尝哀伤，这是最后一次我们可以在一起哀悼亲人。在葬礼上，我们常听到一句安慰的话，那就是死去的亲人也不希望我们为他如此伤心。我总是在想，如果我们连在葬礼上都不能尽情宣泄哀伤，那还能在什么时候哀伤呢？葬礼本就是通过音乐、故事、诗歌和祈祷来共同见证彼此哀伤的时刻。

人们经常问我："葬礼是不是比礼赞生命的仪式更好？"我的回答是，两者无从比较，说不上哪种形式更好。它们都是我们见证哀伤的方式。在葬礼上，我们见证失去亲人的哀伤，也缅怀他们的生命。而在礼赞生命的仪式上，我们显然把注意力转移到了庆祝亲人在世时对我们的影响上。我总是提醒人们，即使是在礼赞生命的仪式上，你仍然可以哭泣。

埃伦是个 6 岁的孩子，她与姨婆露丝关系亲昵、形影不离。露丝患上脑癌后，去了一家疗养院接受治疗。埃伦非常想念她，不停地问妈妈，露丝在哪里。她妈妈说："姨婆去休养了。"

埃伦继续追问，露丝什么时候能回家。妈妈说："很快。"

几周后，妈妈告诉埃伦，露丝已经去世。埃伦爬到妈妈的腿上哭了起来，但几分钟后，妈妈走开了，上楼走进了她自己的卧室，关上了门。葬礼当天，埃伦的父母去为露丝送葬。埃伦恳求随他们一起去为露丝送别，但他们说只有大人才能参加葬礼，小孩子是不能去的。

我在很多次演讲中，都问过大家，是否应该允许埃伦去参加葬礼。无论听我演讲的有多少人，大家总会得出一致的答案：当然应该让埃伦参加葬礼！

我会接着问："你们中有多少人因为参加葬礼而出现问题或者感到内心受伤？"我偶尔会看到一两个人举起手来。然后我又会问："那你们中有多少人是因为不被允许参加葬礼而出现问题、感到内心受伤的？"房间里大约有 15% 的人会举起手。

我们认为跳过痛苦能够帮到我们的孩子，但事实恰恰相反。我们的孩子也需要有人来目睹他们的痛苦，葬礼对他们同样很重要。在我小时候，有时我们的车会跟在灵车后面，放慢速度。那时候，我常常看见黑色的灵车穿梭于医院和各家各户之间运送遗体。现在，灵车只在殡仪馆和墓地之间短距离运送遗体。对待死亡的仪式已经过于简化。在城市里，运送遗体的车辆也变成了毫不起眼的白色货车。下次，如果你看到一辆没有窗户的白色货车，那么，你很可能就是跟在一辆灵车的后面。

　　人们经常告诉我，他们在失去亲人后会对如何处理亲人的身后事感到困惑不已。过去，亲人去世后，除了为亲人举行葬礼、让他们入土为安之外，人们别无选择。现代社会，有了火葬之后，人们对于亲人后事的处理有了更多选择。我们可以按照个人意愿做最后的安排，包括在何时以及怎样举行葬礼。于是，可以推迟的不仅仅是火葬的时间，还有葬礼的时间。这些新的选择为葬礼的延迟举办提供了更多机会。

　　我经常问人们关于他们去世亲人的悼念仪式或礼赞生命的仪式的情况。越来越多哀伤的人说："我们没有安排悼念仪式，那太不实际了。"或者说："大家都很忙，我们想在半年内安排悼念仪式，那样大家都方便安排时间。"或者说："现在举办仪式也太晚了。"或者说："家里又有一个人去世了。"

　　当我问起身陷哀伤的逝者家属最后骨灰要如何处置的时候，他们经常告诉我，由于他们没有想好如何妥善地处理亲人的骨灰，所以暂时将骨灰放在了壁橱里。

　　为纪念死去的亲人而举办的葬礼不应该讲求实际、要求省事或一定要有恰当的时机。我们所爱之人死去的那一刻，便是我们最悲痛、最需要见证的时刻。也许我们对已故亲人的哀痛和追思会绵绵不尽、没有终点，但最后的仪式标志着亲人生命的最后一章已经悄然终结，尘埃落定。若是所爱之人的生命终结不能以某种仪式为标志，那我们对生死的界定就会变得模糊不清。

　　我们在哀悼的时候需要一种集体感，因为我们不应是哀伤的孤岛——事实上，我们是作为一个整体来治愈伤痛的。没有什么比向悲痛的人询问他们挚爱的亲人并真正倾听他们的心声更好的做法了。能够在另一个人的眼里见证自己的伤痛，我们才知道哀伤是有价值的。我们会瞥见一丝曙光，也许是痛失亲人以来第一次见到曙光，我们会觉得自己能够坚强地活下去，未来一切皆有可能。

第 3 章　死亡的意义是什么

没有经历过痛苦和死亡的人生，不能称为"完整的人生"。
——维克多·弗兰克尔

　　提到哀伤的话题，我们就无法绕过引起哀伤的原因——死亡。为什么我要在一本关于哀伤的书中探讨死亡呢？那是因为死亡塑造了哀伤的感受。如果我们认为挚爱的亲人死得其所，内心就会稍稍得到一丝安慰。如果我们认为亲人本不该离世，那么在哀悼时，哀伤的心情中难免会掺杂更为复杂的感情。在陪伴临终的亲人时，我们可以努力减少自己和临终亲人之间的遗憾，感知死亡带来的更多意义。当然，有些死亡注定比其他死亡更加复杂，例如自杀身亡、过量用药造成的死亡、未成年人的夭折、猝死、我们深爱但出于某种原因而疏于联系的亲人的死亡等。

　　在我的哀伤辅导课程和哀伤讨论会上，经常做的一件事就是回顾过去，重温死亡和死亡前的那些日子。那个人一定会死吗？能否阻止死亡？我能阻止吗？其他人可以阻止吗？那个人临终前有着怎样的经历？我可以做些什么让临终的亲人走得更安详吗？死亡和濒死的意义究竟何在？

　　安妮最好的朋友贝蒂在四十多岁时得了癌症。贝蒂有一个深爱她的丈夫和两个孩子。他们下决心要与癌症抗争到底。在接下来的几年里，贝蒂一直在接受化疗和放射治疗以延缓癌症的发展。贝蒂和丈夫都觉得人生的风风雨雨不仅拉近了他们的心，而且增强了他们对彼此和家人的欣赏和感激。有些时候，贝蒂会突然觉得此时此刻意义非凡，于是俯下身来亲吻孩子们，并告诉他们，她非常感激他们出现在她的生命里。

　　但贝蒂的朋友安妮却无法从贝蒂的经历中看到贝蒂所说的任何好处。她总是喋喋不休地说贝蒂是多么悲惨，命运是多么不公。她愁眉苦脸地对贝蒂说："你的生活总要和医生、化疗、患癌人群打交道，这种日子真是糟糕透顶！"

　　贝蒂说："是的，但是我也在与癌症患者接触的过程中结识了很多优秀的人。而且，如果我没有察觉自己来日无多、命不久矣，可能就不会如此珍惜与丈夫和孩子们在一起度过的最后的宝贵时光了。"

　　安妮说："但你一直都病恹恹的。"

　　贝蒂拉着她的手说："但我也一直被深爱着。"

　　在这个例子中，两个人对同一件事赋予了不同的含义。事实上，贝蒂并不觉得化疗和疾病是多么令人愉快的事情。她说，每当她疼得天昏地暗时，死亡与离开丈夫和孩子们的念头都让她感到不安。比起死亡，贝蒂还是觉得与所爱之人在一起度过的时光更加有意义。她还认识了一些病友，并且非常享受与病友们相互鼓励的关系。她说："这些人是我见过最勇敢无畏的人。"

安妮只能看到她最好的朋友生了病以及上天的不公。在她的世界观里，厄运不应该降临在好人头上，她也找不到别的角度来重新看待贝蒂的遭遇。她的成长经历和失去亲人的体验很可能影响了她对生命和疾病的看法。

写下故事，体会生命的意义

我经常告诉大家，在哀伤中，痛苦无法避免，但是因此怨天尤人、备受折磨却不是必然选项。在演讲中，我对这两者做出了明确的划分，因为我们大多数人都将两者混为一谈，其实，它们并不是一回事。痛苦，是我们在所爱之人撒手人寰时，能感受到的一种纯粹的情绪，它是爱的一部分。怨天尤人则是伴随着挚爱的死亡，大脑做出的错误判断，因为大脑不能接受亲人的死亡是个随机事件，进而编造出了虚假的故事。死亡不可能就这样随随便便地发生，其中一定有原因和过错。我们的大脑需要找到所谓的罪魁祸首，也许是我们自己，也许是其他人。我们所爱之人不是死于癌症，而是死于护士为他止痛而注射的吗啡。又或者亲人的生命结束不是因为他们的疾病处于晚期，而是因为我们把他们送到了临终关怀医院。

我们将所爱之人的死亡归咎于另一个人，而不是持续了两年的绝症。我们对于亲人之死的解读，既可以是治愈心伤的良药，也可以是让我们陷入痛苦的万丈深渊。

在某种程度上，生命的意义始于也终于我们的阐述。倾诉欲是人类最原始的生命诉求。生命的意义源于我们对自己所爱之人的死亡的理解。我们有很多故事来解释我们的身份、我们的想法、我们的梦想、我们的恐惧、家庭对我们的意义以及我们的成就等。

倾诉亲人之死的故事本就是人类欲望的一部分。我们不断地将自己内心深处的感受分享给家人、朋友以及陌生人。而且，我们还会与自己的心灵对话，这种对话的方式足以改变我们的感受。在我举办的哀伤讨论会上和疗养院里，我经常让人们写下他们所爱之人的死亡经历。这种做法的灵感来自得克萨斯大学社会心理学家詹姆斯·彭尼贝克的研究。他发现，经历过创伤性事件的人会比没有经历过的人更容易抑郁，情绪波动更剧烈，死于癌症和心脏病的概率更高。对此，他并不感到惊讶。令他惊讶的是，将自己所受的创伤埋藏在心底、缄默不言的人的死亡率要明显高于愿意把自己的创伤分享出来的人。这引起了他的思考——是否分享秘密也能帮助人们恢复健康。事实证明，人们甚至不必与他人分享秘密，只是将秘密写下来就能从中受益，产生积极的效果。他的研究表明，这样做以后，人们看病的频率降低了，血压降低了，心率正常了，也很少感到焦虑和沮丧了。

事实证明，写下心底的伤痛能够在以下三个方面起到治疗作用：

1. 审视原因和后果：写作时使用了很多类似于"理解"、"意识到"、"因为"和"解决"之类的词汇和短语。

2. 转变视角：把视角从"我"转向了"他"，这样就能够以他人的视角重新看待问题。

3. 发现创伤性经历的积极意义：这种积极意义并不是否定
"坏"的结局，而是发现福祸相依的道理，即使是最坏的事
件也能带来一些好的东西。

我的亲身经验证明了这种方法非常有帮助。正如我在哀伤讨论
会和讲座中经常谈到的，我用这种方式引导自己熬过了母亲去世后
的伤痛期。母亲去世后，我的痛苦持续了很多年，因为掺杂了太多
无法发泄的愤怒和伤害，我的哀伤情绪非常复杂，我把母亲去世的
事讲述了很多遍，然而，这只不过增强了我自母亲去世以来一直都
有的受害者心态。最终我决定用故事中另外两个核心人物的口吻来
写，那两个人就是我的父母。

首先，我用父亲的口吻写。我总是严厉地指责父亲，责怪他对
待我哀伤的方式过于野蛮粗暴。在母亲去世后不久的一天深夜，我
起床走进他的房间，问道："爸爸，你认为妈妈的灵魂还在吗？她
有可能还在我们身边吗？"

"太晚了，"他说，"回去睡觉吧！"

我不知道该对此做何反应。也许他不像我那样哀伤，也许他并
不爱母亲，也许我问错了问题。我们从来没有谈论过母亲，所以我
只能独自哀伤。以前，我不明白为什么，现在，我明白了，父亲并
不是个善于表达感情的人，我从未听他谈起过自己的哀伤或其他人
的哀伤。他是个善于解决问题的人，总是关注下一步该怎么做。在
他看来，哀伤并不是一个值得关注的问题。

多年之后，当我决定以他的视角重写这段往事时，我才第一次试着想象一位失去妻子、独自照料一个 13 岁孩子的单亲父亲是在怎样艰难地度日。妈妈一直都亲力亲为地操持家务，父亲则负责养家糊口。妈妈病故后，他不得不适应全新的角色，而他对此全无经验。我看得出，这对于当时的他来说，一定是个非常严峻的挑战。我想，当时他一定是劳累过度，漫长的一天刚结束，自己仍身陷哀伤，忽然被儿子从睡梦中唤醒，问一些他也不知道该如何回答的奇怪的问题。这么想想，我觉得我更应该同情他，而不是对他横加指责。

之后，我又从母亲的角度重写了这段往事。在母亲最后的时光里，出入医院成了家常便饭，甚至很多时候，她都待在重症监护室里。没人告诉我发生了什么。我对母亲住院的回忆，只有她偶尔出院时，我能见到她的那几天而已。在我看来，母亲好像总是出差。现在，我能想象其中的无奈，之前我却从未想过这种经历对她来说是多么可怕。

她回到家的时候，我从来没有问过她去了哪里，她也从未提起过。很难想象她知道自己将不久于人世，丢下丈夫和儿子，会有怎样的心情？现在，我意识到，当时她一定很痛苦。故事角色的转变也让我第一次明白了母亲其实并没有抛弃我。虽然母亲去世了，但抛弃是我年幼的头脑中自行演绎的故事。多年来，我一直告诉自己的这个关于母亲去世的虚幻版本，让我从未敞开过心扉。以父母的视角再现往事时，我才意识到母亲的病痛和死亡对他们来说是多么艰难。父母是多么爱我，多么想要保护我不受任何伤害。这使我从痛苦的深渊中解脱出来，重新获得了心灵上的自由。我由衷地感激他们。

我们用来描述自己过往经历的词汇，包含着巨大的能量。在女儿格蕾塔死后，杰森和斯泰茜夫妇参加过我的一次哀伤讨论会，随后他们写了一本书《再一次邂逅星光》（*Once More We Saw Stars*），讲述了他们痛失爱女的哀痛之情以及随后的疗愈之旅。杰森在电话中除了提到这本书，还告诉了我一个好消息，斯泰茜在讨论会后不久就怀孕了，刚刚生了一个男孩。我对他说，不管是写书还是生子，听起来都是在悲剧发生之后寻找生命意义的好方法。他很赞同这种观点。

正如杰森在一次采访中所说的："我愿意说出我的心声，我可以通过这种方式应对一切困难。写作让我免于被哀伤蒙蔽双眼，也可以让我与格蕾塔保持联系……老实说，我觉得正是因为把这些感受写了下来，我才能活到现在。"

杰森相信通过写作找到的生命意义，会帮助他继续向前迈进，重新展开生活。"虽然格蕾塔走了，"他说，"但她仍然和我们在一起。我希望这本书充满生机和希望，因为我还活着。我认为这很重要。"

杰森用写书的方式来纪念他的女儿，同时也给儿子做出了榜样。这本书还安慰了其他同样痛失至亲的人，让他们知道，他们并非孤单地沉浸在悲痛之中，他们也会从中找到生命的真谛。

死神，你莫骄傲

"死神，你莫骄傲"（*Death be not proud*）是 17 世纪约翰·邓恩所写的一首十四行诗中的第一句，这首十四行诗几个世纪以来一直被用来安慰哀悼者。诗中，死亡只是通往永生的大门。这是告诉人们死亡并不意味着战胜人类。我们不必迷信来世，我们可以重新定义对死亡的观念，将它看作通往生命意义的入口。

写作我的第一本书《临终者的需要》（*The Needs of the Dying*）时，我学到了最重要的一课，那就是我们看待死亡的方式反映了我们看待生命的方式。如果仅仅将死亡定义为"最终击溃人类的敌人""自然战胜人类"的可怕诡计，那我们的生命就毫无意义。然而，我们用来描述死亡的语言常常强化了这一观念。在现代社会，死亡被当作一种失败，好像它是可选择的，只要我们与之全力周旋，就能战胜它，尽管人类的死亡率是百分之百。医生不能在死亡证明的死因一栏写上"年老"二字。死亡一定是有原因的，不幸的是，这个原因总是某种"失败"。一位健康长寿、生活圆满幸福的百岁老人一天晚上睡下后，就再也没有醒来，他的死因也必须列为"心脏衰竭"或"呼吸衰竭"。

生病也是一种"失败"。在医院，汉森夫人常常不是"汉森夫人"——一个坚强的女人，在车祸中失去了丈夫后，晚上坚持在大学上课，自己开公司，同时抚养三个孩子并将他们全部培养成大学生；相反，她只是"肾衰竭患者"或"302病房的心衰患者"。

这种失败的感觉和语言渗透到我们生命最后一章的每一件事中。来听听我们如何谈论死亡，如何在讣告中描述死亡——"她死于疾病。""他输给了癌症。""爸爸没能战胜死亡。"

显然，无论我们活着时有过怎样的成就，最终都注定以失败告终。不过，我们对生死的理解并不是非得如此。

女演员艾迪·法尔科因出演《黑道家族》和《护士当家》而闻名，在接受采访时，她讲述了自己患乳腺癌的经历。采访者评价说："你真是人生赢家！你战胜了癌症。"

她说："不，这是因为我很幸运，得了一种可以治愈的癌症，并不是每个人的癌症都能够治愈。我不想标榜自己为赢家，因为这意味着会有输家，但我们大家都在与癌症战斗。"

她对人生胜负结局的洞察引发了我的深思。我在加州大学洛杉矶分校和癌症支持社区开设了名为"壁橱里的妖怪"的癌症支持小组和讲座，用以缓解人们对癌症复发的恐惧，也就是对死亡的恐惧。我之所以给它起这个名字，是因为这就像父母帮助孩子们克服内心对妖怪的恐惧一样。父母打开灯和壁橱门，告诉孩子们没有什么好害怕的。恐惧就在他们心中。这和我对癌症患者们做的工作一样。我告诉他们恐惧并不能阻止死亡，却能让生活停滞不前，但这不是唯一的选择。如果活着的时候，我们能够谨记死亡的存在，那就能明白生命的弥足珍贵，从而丰富我们的人生。死亡意识会让我们更好地面对人生的各个阶段。从呱呱坠地的婴儿到风华正茂的青年，再到寿终正寝的老人，生命的各个阶段都意义非凡，生如夏花般绚烂，死若秋叶般静美。

通常，我们从医生那里得知亲人病入膏肓的坏消息后，都会恳求医生："你不能让他死！他不能死！"我们还会对医生说："我们怎样做才能帮助他更好地度过剩下的时间呢？"我们会问，如何才能让亲人死亡时减少痛苦，如何让自己不那么哀伤。

我们想忽视死亡、忘记死亡、否认死亡，但死亡终会降临到我们所有人的身上，不管我们愿不愿意，它都会发生。如果死亡迎面而来，它的意料之中和避无可避，都会给生命带来新的意义。

我看过桑顿·怀尔德的剧作《我们的小镇》，海伦·亨特扮演的埃米莉死于难产，她的灵魂被允许重返人世，但只有一天时间。她希望选择在具有重大意义的一天回到小镇，也许是她结婚那天。但另一位逝者建议她选择"你生命中最微不足道的一天，这才会让这天变得无比重要"。她选择了在她 12 岁生日那天回到平凡无奇的小镇上，和她那再普通不过的家人度过一个平凡的日子。再次回到那天时，她意识到这种平凡的日子是如此非同寻常，弥足珍贵。即使是最不起眼的日子也如此美丽。她感叹说："时间过得太快了。我们甚至都来不及好好看看彼此……我都没有注意到这平平常常的生活是多么重要。所有这一切仍然在继续，生活平静如水、波澜不惊，而我们对它的珍贵一直熟视无睹。"

意识到失去的东西让她非常痛苦，于是她选择在重返人间这一天结束之前提前回到坟墓里。临走前，她最后看了一眼熟悉的小镇："再见，再见了，世界！再见，格洛威尔小镇……妈妈、爸爸！……再见了，妈妈种的向日葵、食物、咖啡、刚刚熨好的衣服、暖和的热水浴……睡觉、起床……噢，人间，人们永远都无法发现你全部的美好！"她转身问舞台监督，是否有人能在还活着的时候意识到这一点。他回答："没有。也许圣徒和诗人能做到。"

《我们的小镇》比狄兰·托马斯的诗早了十年问世，要不是这样，怀尔德在论及诗人的智慧时，很可能会想到托马斯的《不要温和地走进那个良夜》(*Do Not Go Gentle Into that Good Night*)。当托马斯在他的诗中要我们"怒斥，怒斥光明的消逝"时，我们听到了哀伤的号叫，因为我们知道所有的生命终将结束。但我们也可以听到生命的邀请，邀请去见证和庆祝每天倾洒在我们身上的"光明"。

圣徒和诗人也许知道如何珍视上天赐予的时间，但我们大多数人对此一无所知。和所爱之人在一起的时光结束时，我们就到了崩溃的边缘。我们从不感激那些平凡的日子，直到一切都为时已晚。尽管死亡带来了痛苦，但是如果死亡的来临能够提醒我们珍惜每时每刻，那么，我们就能找到新的生命意义之源。

死亡让生命更有价值

我的前同事珍妮弗收到绝症诊断书时，决定把它变成一份生命的邀请。她同我分享了她的经历：

1985 年，我 29 岁，刚离婚就被诊断出长了霍奇金淋巴瘤。我想："我不知道我到底怎么了，但无论情况如何，它都无法改变真正的我——我的本质、我的精神、我的灵魂。"我从未自怨自艾："为什么是我？"相反，我对自己说："好吧，我现在该怎么办？"我接受了医生推荐的治疗方案，顺利渡过了难关。我意识到其实我们并不总是拥有明天。

我并不是那种会自我激励的人，除非我真的很想做一件事，才会去做，所以我一般不会做出大的改变。我一直想读研究生，但从来没有付诸行动。现在我病了。我想："我要死了——即使不是现在，也会在未来的某一天。生命是有限的，这段旅程总会在某个时刻结束。"死亡用它独有的方式创造了紧迫感，我知道死亡就是生命旅程的终点。

我回顾了自己的生活，心想："我真的已经尽力了吗？"我想象人生就是一段过山车之旅，跌宕起伏。而此刻，我正在俯视人生。对我来说，生命的意义就是无憾地走完整个生命旅程。

我开始想象下一段的旅程会有怎样的风景。我开始在图书馆查寻大学目录，然后申请去读研究生。我被录取的时候，还在接受治疗，感觉一点儿也不好，但是我要过几个月才开始研究生的课程。我想，如果我不得不在最后一刻放弃的话，死亡倒是一个不错的借口。但我没有死。

我开始了研究生的学习，之后取得了社会学专业的硕士学位。我发现其中一个重要的意义是，通过学到的知识和个人经验，我知道了该如何面对那些身处困境的人。我不想假装知道所有的答案，但如果我明白他们的处境，就会对他们抱有更深的同情，也知道该如何激发他们对生活的希望。在我供职的癌症研究所里，有些人看起来十分绝望，我告诉他们，我也是一名癌症幸存者。通常他们会说："你打败了癌症！"我说："不，我对死亡和生存都投降了，也向这人生的旅程低下了头。"

珍妮弗明白，虽然她无法控制未来的病情，但有一件事她可以掌控，那就是自己如何反应。她就是这样找到生命意义的，而这也正是维克多·弗兰克尔说的"我们都能做到"。

　　死亡带来的紧迫感也是法拉赫·福西特能够积极应对疾病的原因之一。在大多数人的记忆中，这位女演员是个偶像，是泳装海报上那个魅力非凡的女郎。有些人还喜欢她在《霹雳娇娃》里扮演的吉尔·芒罗。《电视指南》杂志将她列为有史以来 50 位最伟大的电视明星之一。作为一名实力派演员，她在电影和多个版本的舞台剧《以牙还牙》以及电影《忍无可忍》中都以精彩的表演证明了自己的演戏天赋，她还出演过许多其他角色，但有一个角色，她想都没想过，那就是某一天她会成为一名积极抗癌的女斗士。

　　确诊时，她没有问医生"为什么是我？"而是明确表示她不打算成为癌症的受害者。她不仅要与癌症战斗，还要制作自己的抗癌纪录片来激发人们的斗志，并且为抗癌人群设立基金，帮助那些挣扎于抗癌之路上的病友。她最好的朋友阿兰娜·斯图尔特帮助拍摄了她的治疗之旅。在纪录片中，福西特说："某种程度上，我甚至有些庆幸自己得了癌症。现在我可以做出改变了。"后来她发出了诸多疑问："为什么我们对某些类型的癌症没有更多的研究？为什么我们的卫生系统不接受在其他国家已经证明可行的替代疗法？"她希望她的基金会能帮她回答这些问题以及其他存在的问题。

　　福西特在纪录片结尾处，回答了人们的一个问题："你还好吗？"她的回答是："我得了癌症，但我还活着！所以，现在，我很好。我的生命在继续，我的战斗也在继续。顺便问一下，你还好吗？你在为什么而战？"

　　虽然这位女演员的生命已经画上句点，但她的抗癌斗志遗存人间，一直激励着人们。福西特明确表示，在她死后，不希望人们用自己的肖像来谋取私利，而是要用它为大众谋福利，做更有意义的事情。因此，她让她的遗产和肖像权（这也许是她最大的财富）继续为她的基金会创造收入。在她去世十年后，基金会仍在为癌症的尖端研究、治疗和预防提供资金。

我从没见过福西特，我想介绍的就是她创造意义的这个过程。现在，我志愿成为法拉赫·福西特基金董事会的一员，帮助基金会决定如何将她赠予世人的"礼物"——她的基金会和她的肖像权——在抗癌领域中发挥最大的效用。法拉赫·福西特在濒临死亡的时候决定追寻生命的意义，最终找到了生命的真谛。她在奔向死亡的过程中发现了生命的奥义，这成为她的精神遗产。她的梦想是帮助其他癌症患者，而我也在帮助她实现这一梦想的过程中找到了我的生命真谛。

什么是有意义的？

基金会和电影是两样美好的遗产。但生命的意义不止于此，它可以渗透到我们生活的方方面面，即使简单如吃冰激凌的瞬间，也存在生命的意义。洛伊丝和我分享了下面的故事。

我的口头禅是："什么是有意义的？"我一直在追问这个问题，它也一直指引着我的人生方向。我是一个为肝肾移植病人服务的护士，我从父母身上了解到了生存和死亡的意义。每次旅行的前一天晚上，我总是习惯性地给父母打电话。一天晚上，和母亲聊完天后，我问父亲是否在她身边。明天就是父亲70岁的生日，我想提前送上生日祝福。

"他刚躺下。"母亲说。

"没关系，"我说，"反正我明天到加利福尼亚会再打电话过来的。"到现在，我仍然很后悔当时没有让母亲把电话拿给他。我刚下飞机，就接到哥哥的电话，说父亲去世了。父亲一向身体健康、精神矍铄，我们觉得他一定会长命百岁，但那天他躺下后再也没有起来。假如当初我能够和他说上最后一次话，那将会是多么有意义的回忆啊！遗憾的是，我错过了这最后一次和父亲联系的机会。这就是为什么我现在总是问："什么才是最有意义的？"

从此以后，我不放弃任何可以向所爱之人表露爱意的机会，让他们知道他们对我有多么重要。三年后，母亲被诊断出患有癌症。由于癌症已经到了晚期，医生建议她最好接受缓解疼痛的治疗，而不是试图延长生命。我让母亲搬来和我住在一起。我知道这段时间对我俩来讲，都将意义非凡。母亲在我家接受了姑息治疗和临终关怀。我把她的床安置在客厅里，这样她就可以看到外面的花园，也可以和我的狗狗们玩耍了。

屋漏偏逢连夜雨，我后来得了阑尾炎，做了阑尾切除手术。这意味着我会把所有的带薪休假都用光。忧虑和担心在我脑海中盘旋。我问自己的内心：在这种情况下，怎样活着才是最有意义的？我突然明白了，这是一份上天的礼物，因为我会有两个星期的假期，这两个星期里的每一分钟，我都可以和母亲一起度过。这是一份任何人都无法夺走的礼物。每天晚餐时，我们都一起品尝冰激凌，白天还聊一些平时不可能分享的事情。这真是太棒了！很多人对我说，他们简直不敢相信，我的运气这样糟糕。我说："哪里糟糕了，结果很好。我有机会在家陪伴妈妈了。"

大约六周后，母亲的健康状况急速下降。一个周日晚上的九点半，她突然叫道："我要见一见你的兄弟们，现在！"

"好吧。"我说，我不知道这意味着什么。也许冥冥之中，她知道大限将至。所以我打电话叫我的兄弟们过来。其中一个哥哥对我说："你在开玩笑吗？"

我自己曾经错过和父亲说上最后一次话的机会，所以我告诉哥哥："妈妈说她想见你。我认为你不应该把这当作笑话，你必须照她的意思做。"

大家都来了。八九个人围在妈妈的身边，妈妈对我说："我们还有薯条和蘸酱吗？"

此时已是星期天晚上十点钟了，我想：她是真的想要薯条和蘸酱吗？我对她说，"那就吃薯条和蘸酱吧"。我们围坐在一起，吃着薯条和蘸酱。五天后，她去世了。那是妈妈去世前，我们大家最后一次聚在一起。

我欣赏洛伊丝的所作所为。只是简单地问问自己"什么是有意义的"，就可以改变人生，让我们面对猝然而逝的亲人时不再有遗憾。它可以改变我们的人生，就像改变洛伊丝的人生一样。但对很多人来说，生命的最后一章既不是人生中最有趣的，也不是人生中最重要的。他们把它看作生活中毫无意义的"准备抛弃"的部分。他们没有好好利用这段宝贵的时间，让彼此的关系更加亲密。他们没有尽情表达对彼此的爱意。他们无法面对亲人的病痛，只是疯狂地寻找治愈的方法。他们无法看着所爱之人平静地走向死亡。他们需要扪心自问：怎样才能使生命的最后一章更有意义？

弗兰由母亲抚养长大。弗兰的母亲性情坚强，并不是一个温柔的女性。弗兰成年后，有一次对母亲说："我爱您，妈妈。我们从来没有大声说过这句话，但我想让您知道我爱您。"她的母亲困惑地看着她。弗兰说："您不想说您也爱我吗？"

"亲爱的，这真可笑，我们是母女，当然爱彼此。"

多年后，弗兰的母亲已经 96 岁了，她在弗兰的家中由临终关怀护士照料。一天晚上，弗兰走到母亲的床前。此时，母亲的意识已经模糊，气若游丝。护士对弗兰说："我想，如果你给她按摩手脚，她会很开心的。"

弗兰说："你不了解我妈妈，我甚至都没有抱过她。"

护士说："人在生命的尽头总会有些改变。我们在生命的开始和结束时，都需要额外的温柔。"

弗兰思考了一下，听从了护士的建议。她轻轻地按摩母亲的手。令人惊讶的是，母亲脸上露出了从未有过的笑容。弗兰一边继续轻轻地按摩母亲的手，一边转头向护士惊叹道："天哪！她以前从不让我这样做，能这么抚摸着她，感觉真好。"

母亲去世后，弗兰说，她给母亲按摩的那段日子，是她们母女这么多年来一起度过的最有意义的时光。有时，我们能在最微不足道的小事中找到意想不到的生命意义。

有时，我们无法和自己所爱的人在一起。布伦达的丈夫被派往伊拉克。她是一名咨询师，可以在家工作。她在朋友和邻居的帮助下独自抚养着 3 岁的女儿珍妮。

一天，布伦达需要进城几个小时去见一名客户，于是她把珍妮留给了经常帮忙照看的一个邻居。邻居在院子里耙地，珍妮就在她几米外的地方打球。一辆经过的汽车因司机突发癫痫而失去控制，直接开进这个邻居的前院，撞上了珍妮，把她撞飞到街上。附近的一名警察立即开车过来。他把警车停在街道中间，避免小女孩受到其他车辆的二次伤害。叫了救护车后，警察把珍妮抱在自己怀里。医护人员赶到时，珍妮已经停止了呼吸。医护人员带走了珍妮，对她采取急救措施。

医院焦急地联系布伦达，想让她知道这场可怕的事故。布伦达与客户谈完事情后，和邻居取得了联系，听完事情的经过后，开车赶往医院。当她到达医院时，珍妮已经去世了。在事故发生四个小时后，护士、社工和牧师都坐在小房间里安慰布伦达，告诉她能做的，他们都做了。

亲友们聚在一起，想要安慰这位崩溃的母亲。当布伦达经过急诊室时，那位第一个赶到现场的警察走到她跟前说："我只想让你知道，那时你的女儿并不孤单。"

在接下来的几个月里，布伦达和丈夫唯一的安慰，就是得知女儿珍妮在生命的最后时刻得到了大家的关怀和照顾，即使这份关照来自陌生人。

爱依然活着

任何人最终都难逃一死。生命有尽时，爱却无绝期。当落日的余晖洒落在弥留之际的亲人身上时，我们也许真的想"怒斥光明的消逝"。值得反思的是，尽管我们认为太阳已经落山，但那只是因为地球在自转，阳光暂时照射不到我们所在的一面而已。它很快就会转回来，而我们又将开始新一天的旅程。对我们所爱的人而言，也会是相同的情况吗？

你的回答可能取决于你的宗教观点和信仰。如果你相信人有来世，那么就会相信，你所爱的人会再回来。即使你没有这样可以提供慰藉的信念，亲人生命的终点也不意味着你们关系的终结，因为你的爱依然存在于心中。在我母亲去世后的半个世纪里，我们之间的关系继续不断加深。我们所有人都有这种潜力，不仅能够拥有爱，而且能够滋养爱，让爱生长。

为有临终亲人的家庭服务时，我经常把这些家人叫到一旁，问他们："他睡觉的时候，你们进去过他的房间吗？"

他们通常回答："当然进去过。"

我接着问他们在房间里干些什么，得到的总是相同的回答："我就坐在那里，看着他。"

"下次，把你的椅子转个方向，背对着他。"我建议道。

我向他们解释说，我们与所爱之人既有感情和肉体上的联系，也有精神上的联结。在日复一日的日常生活中，我们依赖身体来感知世界。我们之所以知道亲人与我们同在，是因为我们可以看到他们的形象，听到他们的声音，抚摸他们的身体。但失去某种感官的人会发现，他的其他感官会因此变得更加灵敏。这就像有的人失明后，听力会突然变得更加敏锐一样。我们有能力在肉体关系即将消亡时，与所爱之人重新建立起一种更强的感情和精神联结。我建议，当他们背对着床，坐在椅子上，不再依靠视觉时，可以试着通过其他的感知方式，来充分感受他们所爱之人的存在。

死亡是终极的改变，是终极的结束——这是一个我们自认无法理解的变化，也是一个我们自认无法挺过去的结局。但不管我们能否接受，这种变化都会发生。如果我们可以接受死亡，并把死亡视为生命另一种形式的前奏，我们就能因此获得心灵上的自由。

去临终关怀医院或疗养院时，许多人会疑惑不解，不知道为什么墙上画那么多蝴蝶。第二次世界大战结束后不久，伊丽莎白·库伯勒-罗斯参观了不同的集中营。她看到到处都是蝴蝶的图案，斑驳地印刻在集中营的墙壁上。她觉得很奇怪，为什么那些在死亡阴影笼罩下的人会画蝴蝶。她说，直到很多年后，她开始致力于帮助那些即将死去的孩子，发现他们也会画蝴蝶时，才终于明白其中的道理。她意识到，对于垂死的人来说，蝴蝶是一种转变的象征，这种转变并不代表死亡，而是代表生命的延续。你和所爱之人的关系在他去世后会有所变化，但你们之间的关联仍会继续下去，不管是以怎样的形式。这种未知的挑战将使得生命更有意义。

第 4 章 接受现实

隆冬之际，我终于发现，
原来在我的心中还停驻着一个永不凋零的盛夏。
——阿尔贝·加缪

　　找寻生命意义的第一步，其实是哀伤的第五阶段——接受。我们不愿意失去至亲，对此也难以释怀。但我们必须接受，即使现实是如此残酷，我们也得及时认清，这就是现实。

　　我们通常不可能马上接受亲人已经亡故的事实。在殡仪馆为已逝的亲人安排葬礼时，你才开始慢慢地接受所爱之人已经离开的现实。但这种接受只是部分的接受，亲人的离去对你来说仍是不真实的。在接下来的一段时间里，你的情绪会在哀伤的各个阶段徘徊。也许某个阶段会长达数月，而另一个阶段只有短短几天。在此期间，我们才慢慢地接受现实。

　　我在儿子戴维去世后的头几个月里，曾站在他的墓前痛苦地呐喊："难道我的余生都要这样吗?！每天都站在你的墓前?！"我抬头问天："你怎么能允许这样的事情发生呢？"我身心受创，悲痛万分，怒不可遏。

我在脑海里快速地设想了一下未来的画面，想象着自己永远困在这一刻而无法自拔，但戴维还是无法回到我的身边，而我的痛苦将永无止境。我望着天空，来回走动，边走边问："这会是真的吗，戴维？这是真的吗？未来真的就是这样吗？"

这就是我最开始接受现实时的状态。我来到戴维的墓前，承认他已经离开的事实。我对现实只能接受到这个程度，而这种接受完全是因为我看到他已入土为安，否则，我真不敢相信他已经离我而去。最初，这种接受中夹杂着愤怒。在愤怒中，我以为这种撕心裂肺的痛苦将一直延续下去。

三年后，是完全不同的一番景象。我平静地躺在戴维的墓前，仰望苍穹，对戴维说："就这样吧。这就是我们的生活。"对我来说，此时此刻，我才从内心深处真正接受了儿子死亡的现实。大家给了我很多帮助和支持，这使我最终得以摆脱愤怒、找回平静。

为了寻回内心的平静，我们无法跳过这个痛苦难挨的接受阶段。我经常看到，很多人在哀伤的早期就试图跳过接受现实的阶段，过早地开始找寻生命的意义。他们急于找到生命的意义。他们有的宣传一项对他们所爱之人非常重要的事业，有的建立基金会，还有的致力于提高人们对造成他们所爱之人死亡的因素的认识。一年后，再见到这些人的时候，我看到虽然他们做了宣传演讲、建立了基金会，但又重新被哀伤压倒。此时的他们往往会像我早期在戴维墓前所做的那样。他们会问："这就是我现在的生活？演讲或者成立基金会？就这样？"

他们必须重新调整状态。我会告诉他们："很高兴你能恢复过来，继续前进，并找到如此多的人生意义。但你可能需要回顾过去，重新经历哀伤的早期阶段，比如愤怒、接受现实，抑或两者兼而有之。"

对大多数人而言，要从失去亲人的现实中获得生命的意义，第一步就是要充分地体验哀伤的所有阶段。这意味着我们必须深刻地感受到痛苦，并且需要拥有一段时间沉浸其中，深切地感受这种痛。只有充分体验过痛苦的现实，我们才能找寻到一个更平静的方式来接受现实，而生命的意义也才能牢牢地扎下根来。在其他情况下，我们会慢慢地接受现实，却很难摆脱痛苦的时刻。

在我的哀伤讨论会上，我会让大家写下对于亲人之死的感受——他们接受了其中哪些部分，不能接受哪些部分。这项练习可以引导他们找到尚未解决的哀伤，也可以帮助他们找到需要表达出来的感受。而这些感受就是治愈痛苦的力量所在。

我很喜欢一句名言：如果能重活一次，我希望可以早点儿遇见你，这样就可以爱你更久一点儿。无论这句话是谁写的，这个人都是从接受现实的角度出发，视死亡为人生必经之途。

有一次，一个哀伤的女士告诉我，丧夫之痛让她的人生苦不堪言。我耐心地聆听，感受到她当下的痛苦，但还期望能听到些别的东西。她泪流满面地看着我说："这种痛苦永远都不会结束。"从一个哀伤的人那里听到这句话时，我很理解她的感受。

"你不会永远都这样痛苦的，"我告诉她，"事情会有转机的。"

这是那些哀伤的人需要听到的信息。说出这句话的时候，我常常能看到对方的转变。他们会抬头看着我说："是吗？"接着就会放松下来。

当我在其他人面前对一个哀伤之人这样说的时候，他们对于此人的转变会感到非常震惊。他们想知道我究竟做了什么，让这个人产生了这种转变。归根结底，我就是让大家明白一个道理：虽然失去至亲带来的痛苦不可避免，但是否因此而备受煎熬却是一种选择。我告诉那个人："我无法消除你的痛苦，对此我无能为力，你的痛苦必须由你自己承受，因为这也是你对亲人之爱的一部分。不过，我能够让你知道，如果你再次追寻生命的意义，你的痛苦就会改变，你的煎熬也会因此结束。"

通常，我们的大脑中总有个声音在低语，告诉我们痛苦将永远无法摆脱。现在，我可以为他们提供一个可行的思路来打断这个声音，一个可以通过找寻生命的意义而得到的未来。

我们的心灵在哀伤中会备受摧残。集中营的幸存者经常谈论起之前他们不得不忍受的恐怖场景。身体受到的折磨是难以忍受的，内心经历的痛楚则让我们看不到未来和希望。他们不知道何时才能从集中营里逃出，这种折磨甚至比肉体的折磨还要令人难以忍受。一想到自由遥遥无期，他们就再无斗志，失去对未来的期许，屈从于恐怖的现实。但只要还活着，你就拥有未来，就有希望从现在的痛苦中解脱出来。

为了把这个想法付诸实践，在辅导的第一天结束时，我经常会要求大家给自己的过去写一封信。他们通常会写亲人在世时的生活是多么幸福，而痛失亲人后的生活又是多么糟糕。他们写到了过去的生死别离、可怕的创伤，以及所有的失去。

第二天，我让他们给未来的自己写一封信。他们的信中充满了对自己的同情，比如，"我为你还这么难过感到十分伤心"。然后，我们会讨论他们的未来生活可能与自己的想象大不相同。虽然他们暂时很难理解这一点，但未来未必（也很可能）不会像他们现在想象的那样。

在最后一天，我请他们再写一封信，描述一下自己设想的未来。我让他们把题目"我的未来"这几个字写得大大的，然后我坐下来，他们小心翼翼地等待我的进一步指示。我一直保持沉默，终于，有人忍不住问道："您是不是需要告诉我们该写些什么，或者给我们些指导？"

"当然，"我回答，"看看你面前的这张纸。你看到了什么？"

有人喊道："一张白纸。"

"是的。这就是你的未来，"我说，"它一片空白，还未书写，而你就是书写自己未来的人。不是你的过去，不是你的失去，不是死亡，而是你自己。你才是自己未来的创造者。别让你的大脑告诉你别的答案，你的未来就像这张纸一样，一片空白。就像俗语说的那样，'不要让你的过去决定你的未来'。"

思想的意义

我们的思想是如何创造未来的？你的思想在人生中扮演了什么

角色？失去至亲后，你能掌控一切吗？你能控制自己的思想吗？你能做些什么来改变自己对过往经历的理解吗？

答案是肯定的，你有能力控制这一切。你的想法能够创造生命的意义。而生命的意义引导着你心中的故事，影响着那些你对自己和他人讲的话：是"我正在慢慢康复"，还是"我至今创伤难愈，无法自拔"；是"我痛不欲生"，还是"我会重新振作，投入生活，以此来纪念我最爱的亲人"。

戴维去世几个月后，我在纽约见到了一个朋友。去年，我在澳大利亚不小心摔断胳膊后又碰到了他。我们第二次见面时，他对我说："你总是这样伤痕累累，之前是情感上的伤痕，现在又是身体上的伤痕。"

我说："不，我每次见到你时都在康复中。"

你反复告诉自己的故事会内化成生命的意义。正如我多年来一直从负面的角度讲述母亲去世的事，它让我困于痛苦的深渊，无法解脱。然而，当我开始从其他角度讲述自己的故事时，我如获新生，重获自由。所以，那些你告诉自己的关于未来的故事也能帮助你从现在的痛苦中解脱出来。

当你关注到自己对某事的解读时，请注意自己的语气和对过去、对未来的看法。想想你为它赋予的意义是什么。你可以做出一些改变（见表4-1）。

除了让人们审视自己感知和讲述故事的方式之外，我还要求他们从自己使用的词汇中去掉两个词——"再也不会"和"总是"。有人说，自己再也不会拥有快乐了。我告诉他们，他们说的也许

表 4-1

原意	新意
死亡降临在我身上。	死亡发生了。
我是受害者。	我是胜利者，因为我从亲人的离世中挺过来了。
死亡是一种惩罚。	死亡通常是随机发生的。
为什么我会碰到这种事？	每个人一生中都会遇到不好的事情。
事情的发生是有原因的。	我对此无能为力。
我的故事是最哀伤的。	我的故事中有很哀伤的部分。

是真的，但是研究表明这未必成真。他们通常会回答："在那件可怕的事情发生后，我再也不会开心快乐了。"我告诉他们，几年前《人格与社会心理学杂志》上发表过一项研究，该研究将彩票中奖者与因意外事故而瘫痪的人进行了比较。结果表明，人类存在一条内在的幸福底线。从长远来看，中奖者并没有像他人想象的那样幸福满溢，而经历灾难性事故的人也没有像人们预料的那样饱尝不幸。你的生活不会一成不变，你仍有再次拥抱幸福的可能性。再也不会幸福快乐是对未来的一种表述。但没人能预测未来。我们能确定的是，我们在今天很不开心。那么，抱怨"我今天不开心"就好了，把伤心难过留给今日，用幸福快乐期待明天。

在我的一个哀伤研究小组里，我曾经为一位女士提供疏导服务。几年前，她的儿子因意外不幸去世了。她对我倾诉，每每想起儿子躺在停尸房里的样子，她都悲从中来。我们要处理的情绪是哀伤，而不是创伤，所以，我告诉她，也许应该试着改变自己的想法，是这些想法导致她总是回想起那个可怕的时刻。

"我做不到。"她说。

"但身处悲痛之中，我们必须质疑这个观念。"我说，"你真的不能改变自己的想法吗？其实每天我们都在选择自己的想法。但我们往往没有意识到这一点。我们必须摒弃这种谬论，即我们控制不了大脑中发生的事情。"

她打断我说："可是，戴维，那些影像总是历历在目，让我伤心欲绝。"

"我相信你说的话。我为此很伤心。但让我们试试看。大家能不能先闭上眼睛，在大脑中想象一头紫色的大象。有谁能想到，请举手。"

不到一秒钟，所有的手都举起来了。他们睁开眼睛，我告诉他们："我刚刚就改变了你们的想法，让这个房间里所有的人都想象到一头紫色的大象。也就是说，我们确实有能力改变自己的想法。"简而言之，这个练习在提醒他们，他们的确有能力控制自己的思想。你可以在心中想象一座花园。你浇灌一种思想，它就会茁壮成长。当你心中有一个可怕的形象时，如果一直盯着它看，不断告诉自己"我无法停止"，那么这个形象就会变得越来越清晰。

"相反，每当这个形象出现时，你都可以对自己说，'我虽然看到儿子躺在停尸房里，但也能想象得到他在 5 岁生日那天有多么开心。'

"当你看积极的形象时，在脑海中慢慢回想，反复重温往日快乐的时光，并添加细节使之充盈起来，也许你就能用这些快乐的记忆来唤醒其他好的记忆，然后你就可以开始关注到孩子生命中其他美好的时刻。你浇灌这些思想，它们就会不断生长。要知道，你有能力关注那些对你来说最有意义的回忆。"

我告诫大家不要曲解我的本意，如实讲述自己的故事是很重要的，不要试图去删改其中糟糕的部分。一开始，为了让自己能够真正理解和应对这件事情，他们必须如实讲述自己的往事。一旦这样做了，他们就能以更为漫长的人生作为大背景来看待这段痛苦的记忆，而不是将它们从自己的人生中割裂开来，不断地重复讲给自己听。亲人的生命中拥有过的远不止那些糟糕的时刻，对于创伤难愈、哀伤不已的人而言，他们常常想知道为什么哀伤的往事会在脑海里一遍又一遍地重演。我解释说，那是因为他们的脑海里还没有一个地方可以安放这些往事。此时，我们的大脑就像一台还没有为这件事准备文件夹的电脑，这些往事只能不断浮现在我们的脑海里，不断重复。直到我们为它找到合适的安置之所，这些往事才能慢慢融入我们的心灵。

加强与他人的联结

有时候，我们在已经接受了残酷的现实并充分体会过那份撕心裂肺的痛苦之后，就需要从哀伤中走出来，换一个角度来看待它，看看其他人是如何从失去亲人的悲痛中汲取生命养分的。能够意识到这世上并非只有你一个人在痛苦，会对你大有裨益。

简的父亲去世几个月后，我看得出她需要重新振作起来，因为她的内心饱受煎熬、痛苦不堪。她说，为了让自己接受现实，而不是试图否认父亲的死，她一直在努力将自己的痛苦详述出来。但她已经厌倦了这种方式。

"也许是时候放下眼前的悲痛，放眼未来了。"我建议道。

她眼里闪过一丝光芒。我提醒她，她曾告诉过我，她对父亲的离世感到万分哀伤的一个原因是，父亲生前仍对这个大千世界满怀留恋，并充满了探索的渴望。我向她解释说，那个让她父亲想要探索的世界还在，也许她可以代替父亲去完成这个心愿。

"我不知道该怎么做。"她说。

"给朋友打个电话，约个时间做点儿特别的事，怎么样？"我问。

"我不能，"她很快地说，"我做不到，我需要独自待着。"

我突然想到，她目前还不想和别人交流，也许她可以独自去看看戏剧和电影，以便重新回归正常的步调。她似乎很喜欢这个主意。

一个月后，我再去看她。她已经独自看了许多戏剧和电影，这帮助她从痛苦中解脱出来。看完那些戏剧和电影之后，她感觉身心放松了很多。有些人可能会通过看喜剧片来治疗心灵创伤，她却反其道而行——选择了看悲剧。她对我说："设身处地地体会别人的痛苦，对我非常有帮助。我坐在戏院、影院里，感受着别人的悲喜，会被那些故事深深地感动。我受到了艺术的洗礼。

"在剧院里，我看到了繁花似锦的生命。这让我意识到在人生这出伟大的戏剧里，我也是其中的一个演员。痛失至亲令我痛心，但我看到，其他人痛失亲人后也是如此。我开始关心故事中的人物，也开始关注他们的遭遇。我感受到了爱与同情。我发现自己在有趣的时刻也会开怀大笑。刚才那个开怀大笑的人是我吗？我真的可以做到吗？我想，如果痛哭流涕是生活的一部分，那么，展颜欢笑也是。我开始更加密切地关注自己的生活。我觉得自己又活过来了。关注自身很重要，同样，关注自身之外的世界也很重要。

"我开始加强与他人的联结，扩大了我的交际圈。我刻意留意身边的人，每当我和他们在一起的时候，我都能心无旁骛，摆脱哀伤的枷锁。"

对简来说，这就是她从哀伤痛苦中获得疗愈的原因。但我想提醒大家一句：加强与外界的联系这一选择是按照她自己应对哀伤的方式和时间安排而做出的。对许多人来说，在哀伤的早期，还是应该投向对自己内心世界的全面审视。这是大部分人需要做的，即使再怎么鼓励他们重新与外界建立联系也无法改变这一点。但正如简开始重建与外部世界的联系时对我解释的那样："在充分感受悲痛和有意无意地往伤口上捅刀子之间有一条清晰的界线。我审视自己的内心，感到痛入骨髓。但我必须直面痛苦，毫不回避。事实上，我想我已经开始沉溺其中，对它上了瘾。我的痛苦开始变得特别。我知道这听起来很奇怪，但当时它就是一个需要我全身心投入的存在。即使如此，它似乎还在不断增强，于是我知道我必须做些不同的事情。我得看开点儿，看看外面的世界了。"

改变灾难的意义

找寻生命的意义如何能帮助那些经历了人生至暗时刻的人？如

何讲述自己的故事，才能既符合他们的真实经历，也能治愈他们的伤口？

我和同事杜安探讨过这个问题。他的工作是辅导和治疗历经劫难的人，这类经历往往包含创伤性的哀伤。他是如何帮助这些人从经历中找到生命的意义的呢？他说："首先我会审视人们赋予灾难的意义，然后帮助他们改变灾难的意义，而不是灾难本身。灾难不会发生任何改变，然而它蕴含的意义却是可以改变的。这将有助于他们应对自己的哀伤。"

改变某个事件的意义并不容易，而且往往深具挑战性，无法独自一人完成。有时，你需要请朋友帮忙，有时则需要向心理咨询师和医生寻求帮助。

我让杜安讲讲他工作中遇到的例子。他和我分享了下面的故事。

一位女士的女儿失踪了 20 年，一直没有音信。镇上流传的谣言说住在小镇外面的一个农夫和他的两个儿子杀了这个女孩，然后把她的尸体喂了猪。这位母亲是虔诚的基督徒，她到处寻求帮助，但人们都爱莫能助。她不确定女儿是否已经死了，但总在想象谣言中描述的那些发生在女儿身上的暴行。当我们谈论起她脑海中无法摆脱的可怕景象时，我说："我想知道，如果你的女儿看到自己的尸体被如此残暴对待，她会怎么想？"

这位女士看着我，好像我疯了一样。"你在说什么？"

她问。

"如果谣言是真的，那么你的女儿在被他们分尸之前就已经死了。她早就去了天堂，我想知道她在想什么。"

这番话完全颠覆了这位女士以往的看法，因为她之前一直想象着女儿当时经历的痛苦，这让她心如刀绞、痛不欲生。即使作为一名虔诚的基督徒，她也从未想过女儿在那一刻可能没有痛苦，她只是离开了自己的肉体，去了天堂。一旦改变了脑海中恐怖场景的含义，她也就从中解脱出来了。

这似乎是一个极端的例子，但许多哀伤的人都有这样的忧虑。我和一些人交谈过，他们担心亲人的尸体暴露于严寒雨雪之中。他们会告诉我，已逝的亲人生前有幽闭恐惧症，不愿意自己死后被放进狭小的棺材里。这些想法增加了他们的痛苦，使哀伤更加复杂。帮助他们把已逝之人的灵魂从身体中"解放"出来是非常有帮助的。

事实上，你对事情的反应取决于你在其中探寻到了何种意义。这不仅受到事件本身的影响，还会受到你的文化背景、家庭、宗教、气质和生活经历的影响。生命的意义源于塑造你这个人的因素的总和。

我和杜安经常问那些经历了哀伤和心灵创伤的人一个问题："你挚爱的亲人现在在哪里？"

虽然这个问题乍听起来很荒谬，他们也不明白我们为什么要问这个问题，但回答这个问题将有助于他们理解他们所爱之人已经不在的事实。如果他们相信来世，他们可以想象，所爱的人已在天堂安息。但即使没有这样的信仰，他们仍然可以从"亲人的痛苦磨难已经结束"的想法中找到安慰。

"什么时候"这个疑问既适用于悲痛的人，也适用于逝者。在我的哀伤讨论会上，我对哀伤治疗师说，我们花了太多的心思关注人们是如何处理哀伤的。我们不妨再问一问他们："现在你身处何时？"

为了说明这个问题，我告诉大家我要讲一个故事，然后平静地叙述道："五年前，我在这个会议中心遭到袭击，如今再次回到这里真是感慨万千。"我说："对于那场袭击，我记忆犹新，恍如昨日。我害怕自己会没命，我以为我会死掉。"

然后我问小组成员："我现在身处何时？"

他们回答说："你就在现在。"

"是的，没错。我现在想起了五年前的恐怖袭击。如果我走进这个房间就大喊，'这是一个非常不安全的房间，我五年前在这里遭到过袭击！注意大门，任何人都可以从那里进来，攻击我们！'"我的声音听上去惊魂未定，我的身体看上去明显地在颤抖。

"那我现在在什么时候？"我问他们。

他们回答说："五年前。"

"是的，没错。我感觉到了五年前的今天。那是创伤后应激障碍。"然后我问房间里的哀伤治疗师们，"做什么能让我平静下来？"

"我会让你深呼吸。"有人说。

"这个主意很棒。但为什么要这么做呢？"

"这样能让你平静下来。"

深呼吸的确能使我的身体平静下来，把我带回现实世界。

另一位治疗师说："我会让你说出房间里五样东西的名字。"

"太好了！"我说，"我看见地板上有一块棕色的地毯。许多人坐在椅子上。天花板上有灯，两边有大窗户，房间后面有门。就是这五样东西。你为什么要我这么做？"

他们说这是为了把我带回到现在，带回此时此刻。在他们的帮助下，我能够从五年前的梦魇走回到今天。

这就是我想和同事们努力达成的目标。我想知道，现在，你还在去世亲人的床边相伴吗？你还能听到那些噩耗吗？你还在参加葬礼吗？你现在在哪里，又在什么时候？

我想帮助那些哀伤的人再次回顾他们的故事，但不要被困在里面，不要在今天仍感受着昨日的哀伤。

在哀伤中，我们常常使过去、现在和未来三者纠缠不清。我们需要进入当下，这样才能立足于现在而非过去，从而找到生命的意义。这能够改变我们的固有想法，让我们意识到所爱之人此刻不再面临死亡和痛苦——他们的痛苦已经过去。他们的生命所拥有的也不只是临终的痛苦。

我帮助他们思考他们现在在哪里。他们此刻已经不再身处临终的亲人的房间里。我帮助他们从过去走向现在，并最终走向未来。我也问他们，亲人去世后，过得怎么样。当然，我不知道这个问题的答案，但想让他们思考一下这些问题。他们的挚爱亲人现在在哪里？他们在做什么？就像杜安一样，我希望他们意识到，他们和已逝的亲人将拥有未来，超越恐怖过去的未来。大家的答案五花八门，有人说已逝的亲人将与上帝同在天堂，有人说亲人在守护着他们，有人说亲人已在来世，或在帮助他人。

创伤治疗专家雅尼娜·菲舍尔告诉病人："只有感受到安全和平静，生活的希望才会随之而来，所以，你将在很长时间内感到希望渺茫、生无可恋。"对于那些哀伤不已的人来讲，找到对未来的希望是至关重要的，因为他们的脑海中会不断重演曾经的负面记忆，这就意味着他们被困在了过去，无法自拔。

无论过去是多么悲惨，放任自己沉溺于过去都比下定决心生活在一个完全失去挚爱的世界里更容易做到，也更为舒适。沉溺于哀伤之中会使人感到心安，因为它是你熟悉的；而决定走出过往、再次向前则会令人心生恐惧，因为它让你觉得再一次失去了挚爱的亲人，而且它会引领你进入一个未知的新世界、一个没有挚爱亲人的不同以往的生活。我们都见过这样的人，他们失去挚爱之后，拒绝重建新生活。他们可能保留着亲人遗留下来的物品，将过世亲人的卧室维持原样，以供纪念，并且坚守着以前的老规矩。有的人则会走向另一个极端，他们可能会清除挚爱亲人曾经存在过的所有痕迹。这两种行为都不健康。在亲人离去后，我们必须慢慢地进入未知的新生活。不愿意再重新活一次或再爱一次背后的原因就是恐惧，痛苦似乎更安全。这让我想起了约翰·谢德的一句名言："港湾固然安全，但停驻其中绝不是造船的初衷。"

哀伤的时候，我们想停驻在心灵的港湾，这是个短暂停留的好地方。我们在此修补内心的创伤，重建对生活的信心，重燃再次起航的斗志。但就像船舶终将起航一样，我们最终也要离开安全的心灵港湾，再次踏上寻爱的冒险之旅，去寻找新的生命历险。我们会在痛失亲人之后过上新生活，甚至有可能去帮助别人。

一念天堂，一念地狱

让哀伤的人前进的一种方法是让他帮助另一个哀伤的人。如果你是别人的明灯，那么，你的道路也会被照亮。那些沉湎于痛苦的人经常会说："等一下，你是想让我悲痛难当、自顾不暇时去帮助另一个人吗？"他们还会说："别人的哀伤与我何干，我的哀伤才是真正的哀伤！"

我是要让你做些力所能及的事。这件事可以非常简单，比如在网上给刚经历丧亲之痛的人发一句安慰的话，或为哀伤的人准备一餐饭，或在自然灾害过后向慈善机构募捐。我们帮助别人疗愈心伤的善行，不仅为人，也为己。

玛丽安娜·威廉森描述了我们体内的细胞发生问题时导致的一种情况。她说："如果问题细胞忘记了如何与其他健康细胞合作，它们不再为整体的健康功能服务，而是决定离开整体的制约，各行其是，那么就会导致所谓的癌症，一种体内的恶性肿瘤。"

为大我团结协作早就写在了人类的基因里。如果你的哀伤曾经持续一年，感受过人世间最为痛苦的感觉，那么你就会知道一句良言或一个爱的表示能给人带来的安慰。如果你能表露这样的善意，去关怀他人，这份善意最终会帮到两个人——受惠者和你自己。它也会帮助你在不知不觉间从哀伤的阴霾中走出来。

长勺子的寓言能够说明这个道理。一个人被带进了地狱的大门。在那里，他惊奇地发现这些门是用黄金做的，门外则是郁郁葱葱的绿色植被。他充满怀疑地看着引路人。"一切都那么美好，"他说，"山坡和草地连绵起伏，鸟儿在树上放声欢唱，百花竞放，争奇斗艳，花香阵阵，沁人心脾。这里不可能是地狱。"

他走进一个大餐厅，美食散发出的诱人香味引起了他的注意。一排排的桌子上摆满了一盘盘丰盛的食物，但是坐在桌子周围的人都面色苍白、形容枯槁，饿得呻吟连连。走近时，他看到每个人都拿着一把勺子。但是，勺子太长了，人们无法把食物送到嘴里，每个人都在饥肠辘辘的痛苦中绝望地哀号。

现在他来到了天堂，在这里，他见到的景象同他在地狱里看到的同样美丽。餐厅里，人们也都使用着一把把长勺子。但在天堂，坐在桌旁的人兴高采烈地边聊天边吃饭，因为他们都在喂对面的人吃美食。

天堂和地狱有着同样的条件，不同之处就在于人们对待彼此的态度和方式。选择善待他人也会创造出一种生活方式，而以自我为中心则会创造出另一番景象。

第 5 章　做出你的决定

这世间一切事物不都是转瞬即逝的吗？
告诉我，你打算如何度过这狂野而珍贵的一生？

——玛丽·奥利弗

　　我们每个人都要做决定，决定如何从失去亲人的痛苦中恢复过来。在做决定之前，你要明白，不做任何决定也是一种决定。治疗心伤的过程容不得保持中立，这个过程要求我们积极主动，而非被动等待。每个人都必须决定，是否要开始新的生活。这是个十分微妙却非常有力的决定，因为生活与活着是两个不同的概念——我们活着走出痛失亲人的阴影，但还没有活出生命的精彩。

　　在特蕾莎修女去世的前一年，我有幸和她在印度的一家临终关怀医院一起度过了一段时间。尽管当时的特蕾莎修女年老体弱，但她是我见过的最幸福的人。她告诉我："生活就是一种成就。"当我向那些痛苦无助的人指明这一生活的要义时，他们开始明白自己可以通过有意识地决定继续生活下去，而找到生命的力量和意义。当人们来到我的哀伤支持小组时，我告诉他们，我会帮助他们处理哀伤的问题，帮助他们继续生活。我感谢他们的到来，我对他们说："我知道，对于你们来讲，光是迈进这道门槛，就用了很大的勇气。"他们告诉我："但是我伤痕累累，生活对我来说是如此艰难。"我提醒他们，找到生命的意义有助于他们从痛苦中解脱出来，而且这种意义无处不在。

面对深深的痛苦，我们能够自由决定自己将如何生活。维克多·弗兰克尔写道，他看到集中营里的狱友们在面对眼下的恐怖场景时做出了不同的反应。在集中营里，他们似乎没有任何选择的余地，当然也不可能拥有欢乐。然而，事实并非如此。他描写了他和狱友被押往另一个集中营的过程。他说："如果有人在奥斯维辛集中营到巴伐利亚集中营的押解途中看到我们的脸，看到我们透过囚车上的小栅栏窗望着夕阳下闪闪发光的萨尔茨堡的群山山顶，那么他绝不会相信我们会放弃对生命和自由的渴望。尽管身陷囹圄（也许正是出于这个原因），我们仍被大自然的美丽迷住了。"

决定要活得充实，就是要活在当下。不管当下的生活有多么艰难，它只与你的决定有关，而与发生在你身上的事无关。

我知道在儿子戴维死后，我必须做出决定，继续坚强地生活下去。有很多方法可以帮助我做到这一点。在儿子死后几个月，我就回归了工作，这是朝着未来迈出的试探性的一步。从那以后，我还做了很多类似的尝试。一天，我在脸书上随机发布了一张自己的照片。这就像是宣布我已回归工作一样。大家看到我没事，都放下了心来。

戴维去世后六个月，我家可爱的老狗安琪儿也死了。我们的世界又充满了哀伤与空虚。安琪儿死后一年，我们决定再养一只小狗。我非常清楚，我选择一只狗狗，对它呵护备至，但它可能十五年后会离我而去。在饱尝了与戴维和安琪儿分离的痛苦后，我依然选择再养一只狗，尽管我知道最后还是会以失去它告终。我本可以避免这份痛苦，我不用非得再养一条狗，但我决意再次把爱带回家。

人生中，我已失去太多，是时候为生命增添些东西了。令人惊讶的是，失去也是一种选择。如果我选择没有失去的人生，那么，我的生命中也会缺乏关爱，没有爱人，没有伙伴，没有孩子，没有朋友，甚至没有宠物。避免失去也意味着远离生活的乐趣。克莱夫·斯特普尔斯·刘易斯在他《痛苦的奥秘》一书中写道："若努力摆脱自然秩序和自由意志带来的痛苦，你会发现你也摆脱了生活。"

戴维去世后的每一天，我看到周围人的生活以及我的生活仍在继续。我的头发、手指甲和脚指甲还在长，我的心脏还在跳动。我下定决心，这一切肯定是有原因的，我应该有意识地品味生活，而不只是行尸走肉般地活着。如今，我在哀伤讨论会上给人们做辅导时，有人会告诉我，他不知道为什么自己还在人世。这时，我会轻轻地握住他的手，感受他的脉搏，对他说："是的，你还活着，今后你打算怎么办？活着还是死去？"很多人意识到，他们必须回答这个问题。

写本书是我决意回归生活的一个动作。曾经有过很多时候，我认为我必须找到一种方式重新生活，这对我人生的完整性和本书的完成而言都是至关重要的。

很多读者会认为："对我来说，为时已晚。我已经过了那种可以再次振作起来、开始新生活的阶段了。""什么时候种树最好？"答案是二十年前。其次是什么时候？现在。人们对我说："我在努力。"我告诉他们："不要只是努力。重新生活是一个决定，也是一份声明。有什么样的意念就会有什么样的行动和结果。"

许多年前，当我们对登陆月球还一无所知时，肯尼迪总统就曾预言说我们能够登上月球。露易丝·海也谈到过我们的言语对行动的重要性。你不能只是一觉醒来后看看今天是否适合行动。《星球大战》中的尤达大师说得对："要么去做，要么放手，没有'尝试'一说。"即使是一个小小的决定也会对未来产生影响。

习得性无助

有时人们确实会感到无助。一位女士在脸书的页面上发布了她儿子的死讯。她说这四年来，她过得很痛苦，一直感到非常无助。"事情总是这样，"她补充道，"即使在我还是个小女孩，不好的事情发生时，我也没有得到过任何帮助。"

我问她是想分享感受，还是要寻求帮助。

她回答说："我痛苦不堪，没有人能帮我解脱出来。"

"你住在哪个城市？"我担心她所在的地方是一个没有相关心理辅导资源的小城市。但她回答说，她住在一个大城市。我发了一个网页链接并告诉她："这是一个哀伤援助网站，在你们那儿有一些免费的哀伤援助团体，你可以向他们寻求帮助。"

她回复说："我不习惯跟太多人打交道。"

"我理解，"我说，"那我发你另外一个链接，你可以通过它联系到你所在地区的顾问。"

"我不能出门。"

"你身体有什么问题吗？"我问。

"不，只是哀伤让我太难受了。"

"你从来没有离开过家吗？"

"只有外出工作、购买生活用品的时候出去过。"

"我有一个在线讨论会和哀伤援助小组可以帮助你，"我告诉她，"我们私信告诉彼此需要了解的细节吧。"

在一条信息中，她写道："如果这需要付费，我可付不起。"

"我很乐意为你提供免费服务。"

她同意了，我问她要了电子邮件地址，以便加入我的线上讨论会和哀伤援助小组。

"我从不给别人我的电子邮件地址。我不喜欢透露私人信息。"

我说："电子邮件不就是用来联系的吗？我们不用提供私人信息。"

"我不会提供私人信息的。"

我意识到我已经倾尽全力去帮助她，现在一切由她来决定了，因为我无法强迫任何人接受帮助。

我不知道她的未来会怎样，但我从中看到了过去的创伤是怎样阻止我们现在得到帮助的。过去的创伤在我们心中被标记为无助。

当我和身处哀伤的人分享这个概念时，他们会觉得我对他们的处境充满了同情和怜悯，他们冷漠的内心也会变得柔软。很多时候，他们想更多地了解自己的过去是如何让他们陷入哀伤的泥淖而无法自拔的。

为了理解这一点，让我们来看看 20 世纪 60 年代的一些实验，这些实验关注的是习得性无助的现象。作为一名动物爱好者，我无法容忍这些实验，也不希望这些实验在今日重演。然而，撇开实验的不正当性，实验的结果向我们揭示了过去的创伤是如何在持续地影响我们的。心理学家们把实验用的狗分成三组，进行对比：

第一组：电击狗，狗无法避免电击。

第二组：电击狗，但狗能用鼻子按动一个按钮来避免电击。

第三组：狗没有受到电击。

所有被当作实验对象的狗，都被单独放在一个盒子里。盒子里一分为二，中间用一个很矮的障碍物隔开。第一组狗承受了电击，却没有跳过障碍物进入另一个隔间逃避电击。它们已经习惯了自己承受电击时无助的状态。但是第二组和第三组狗跳过了障碍物，因为没有经验教它们必须被动受苦、听天由命。

这种现象在训练大象的过程中也屡见不鲜。大象还小时，驯象师用绳子把小象的一条腿拴在柱子上。小象会挣扎几个小时，有时甚至会挣扎几天，它们试图挣开绳索，却徒劳无功，最后只得安静下来，接受有限的活动范围。小象长大后，显然已经非常强壮，足以挣断束缚它的绳子。但它习惯了，挣扎只是白费力气，就索性不再尝试了。

许多人都在不堪的境遇中度过了童年，长大成人。他们没有得到过自己需要的帮助。痛苦的童年经历在他们成年后变成了一生都无法抹去的阴影。他们固执地相信，一旦遭受失亲之痛，就永远无法摆脱痛苦的深渊。

然而事实是，他们并非对此无能为力。科学家是如何帮助第一组狗跳向没有电击的隔间的呢？狗狗只需要一点点鼓励，就能学会如何摆脱这种习得性无助。向前迈出一小步，就是无助之人所需要的一切。一次，有人告诉我，她的姐姐在丈夫去世后哀伤不已。"已经两年了，她从不出门。我说什么也帮不了她。"

我问："那你给她提过什么建议吗？"

"我让她找份工作、去做志愿者或者去旅行！"

我说："如果她很少出门，那你说的这些方式在她听来会很困难。你是不是哪天可以带杯咖啡去看看她？试着这样做几个星期，然后说句，'我们出去喝杯咖啡吧'。当人们习惯了习得性无助后，想帮助他们改变现状就不能操之过急。我们必须循序渐进，一步步地帮他们改善。"

一个哀伤的人在饱尝数月甚至数年的丧亲之痛后，可能会开始思考生命的意义何在，并逐渐意识到自己正决定慢慢地重新回归生活。这些改善可能十分微妙。你不会突然开始约会或去参加派对，但会惊讶地发现，你仍然喜欢浓缩咖啡的滋味，或者你想和最好的朋友在公园里散散步。逐渐地，你又开始关心大大小小的事情。

对于少数人来说，摆脱哀伤的决定可能是在一瞬间做出的；但对大多数人来说，这是一个过程。如果我在一个人等待亲人的尸检报告时就问他是否决定重新生活，那就太仓促了。然而，随着时间的推移，他会开始思考这个问题。

一天，五十多岁的诺尔玛正和丈夫一起准备晚餐。她的丈夫突然心脏病发作，倒地不起。诺尔玛打电话给医护人员，但丈夫已当场死亡。在接下来的一年里，她哀伤至极，丧失挚爱的痛苦让她不确定自己能否继续生活下去。我们谈过几次，她向我倾诉她感受到的深深的痛苦。她说："我不知道下一步该怎么走。"

"你已经决定重新生活了吗？"我问她。

"我还没下定决心。"她告诉我。

我鼓励她多关注自己的身体、自己的行为以及周围的世界。我让她关注事情的发展变化。

"我需要关注些什么事情？"她问。

"所有的事情——你的身体、马路上的车辆、拂面而来的微风。"

后来她打电话跟我说："戴维，我明白了，除了我之外，一切都是活生生的。我可以自由地活动。丈夫去世后，无论我做什么，他都不会在我的心里消失，我不会忘记他。我不想再这么浑浑噩噩地生活下去了。"

诺尔玛意识到，对她来说，不下定决心开启新生活，就像是抗拒事物的自然规律一样。于是她决定停止反抗，顺其自然。

好好生活就是背叛？

诺尔玛宣称回归生活并不意味着她忘记了丈夫，这又引出了另一个问题，一个我经常在已婚人士或处于长期恋爱关系的人身上看到的问题。他们担心重新开始约会和享受生活可能会被解读成对爱人的背叛。他们有一种执念，那就是，在他们所爱之人去世后自己还能好好生活，就意味着他们并没有真正爱过那个人。

我认为，这种不安产生的部分原因是，大多数人没有明确的哀悼期。比如，你已身着丧服一年之久。你知道，在这一年中，你已经因为失去爱人而极尽哀伤。现在，你可以脱掉黑色丧服（或与丧服有同等意味的物品），重新开始生活。认为脱下丧服等同于背叛逝者，这简直是无稽之谈。每当我听到有人担心此举是对爱人不忠时，我就会温和地告诉他们，他们的婚姻誓言是"至死不渝"。婚姻契约以死亡宣告终结。此生，你们已经忠实于对方了。没有人的结婚誓言包括来世也要对对方保持忠诚。

有些配偶生前会为对方回归生活、再次拥有爱情而铺平道路。几年前，我在一家临终关怀医院工作时遇到了一个名叫玛乔丽的女人，她当时正陪伴在病重的丈夫卢克身边。她对卢克说："你走后，我就不知道该怎么办了，我不知道今后该怎么活下去。"卢克回答说："你可以思念我，但一定要再爱一次。""我怎么能再爱一次呢？我对你的爱如此浓烈，我不知道该怎么办。""把这份爱传递出去，"卢克说，"把它传递给你的家人和朋友。如果你遇到了另一位合适的男士，不妨再爱上他。我很荣幸此生能拥有你的爱，我会带着你的爱长眠的。"

我侄子杰弗里是一位深受大众喜爱的电视喜剧作家,他和妻子曾为《天才保姆》和《歪星撞地球》等大获成功的剧集撰稿。他在四十多岁时被诊断出患有白血病,之后,他用智慧与勇气来抵抗癌症。就在医生准备给他做骨髓移植手术前,他因脑出血去世了。他的离开出乎意料,因为他抗癌治疗的效果很显著。然而,他已经为这一天的到来做好了准备。

他去世后,他的妻子在收拾他的物品时,发现了一封他为预防意外情况而写给妻子的信。他相信,在未来的某个时候,他的妻子会再次约会,他想让妻子知道自己对此事的看法。他写道:

> 我的爱人,以目前的状况来看,我知道这听上去很疯狂,但你可以做任何你想要做的事,让自己此生快乐无忧。不管你怎么想,你值得拥有快乐和幸福。如果有一天,你找到了另一个人,不管他是谁,如果他能让你快乐,那就是我想要给你的。你仍拥有美好的未来,好好珍惜吧。我此生无憾。
>
> 永远爱你的杰弗里

当然不是每个痛失挚爱的人都觉得他们能得到这样的许可。两个人相爱时,很难想象自己的心上人会爱上另一个人。我朋友的未婚妻香农 22 岁时在一场车祸中丧生,我这个朋友时年 24 岁,悲痛万分,发誓余生再也不会爱上别人了。在接下来的几年里,他一直在哀悼爱人的离世。

有一天，他请我吃午饭，说："我从来没有像爱香农那样爱过任何人，但再过几年，我就 30 岁了。我一直在想，我是否真的准备好了独自度过余生。"

我问他，他觉得香农会希望他怎么做。

"她不会赞成我和别人在一起的。"

这不是我期望听到的答案。但过了一会儿，我说："你相信来世吗？"

"相信。"他回应道。

"哀伤给你带来了很多智慧。当我问你香农的想法时，你想到的是那个可爱天真的 22 岁女孩的想法。我相信，她的离世已经让你成熟起来，变得更理智，这对她来说也是一样的。一个在来世会更理智的香农可能对此有完全不同的看法。无论她在哪里、在做什么，我相信你都希望她再次得到爱，那你为什么认为她不希望你得到呢？"

不愿意重新拥抱生活的另一个原因，是我们不愿意以永别的方式终结自己与逝者之间的关系。有时候，我们需要在别人的帮助下，下决心向所爱之人道别，在心里承认他们的离去。

我在我的一个哀伤援助机构里遇到了蒂娜，她正为自己在阿富汗战争中死去的未婚夫埃文哀伤不已。她告诉我，那天晚上是他们订婚的周年纪念日。

蒂娜说："今天早些时候，我去了银行，从保险箱中取出了订婚戒指。他去世已经九年了，但有些时候，就像今天，我仍会为他伤心不已。有时候，我觉得这种哀伤的痛楚就像砖头打在我身上一样。"

我问她来这儿的目的是什么。

"寻回内心的平静，充分地缅怀埃文，这样我才可以重新开始新生活。"

"你现在想要什么？"

"爱。"她回答，"我想再次坠入爱河。我不明白问题出在哪里，已经九年了，但我仍忘不了埃文。"

"蒂娜，"我温柔地说，"你不需要在心里为了给别人腾出一席之地而忘记埃文。不是说你得忘记他，而是你必须给自己一个出口，不再执着于埃文的离开。"

"你为什么认为我还执着于埃文的离开呢？"

"蒂娜，你告诉我，你想重浴爱河，但你也告诉我，你今天去保险箱里取回了你的订婚戒指。这难道不意味着你还在执着于过去吗？"

蒂娜笑了，反驳道："但这和我现在的爱情生活有什么关系呢？"

"那枚戒指代表着你与埃文的联结，你难道不认为它可能会妨碍你与其他男人建立新的亲密关系吗？"

"我只是试一下戒指，仅此而已，也不经常戴。我有一个嫁妆箱，里面装满了他的东西，有他的制服和勋章、一条黄丝带，还有我在他刚离开的那些日子里写的日记。我把箱子放在阁楼里，因为我知道，如果我决定让另一个男人走进我的人生，那么，把这些东西放在卧室里就不太好。但那面国旗还在我的客厅里。"

"什么国旗？"

"盖在他棺材上的国旗，"她回答，"我认为我可以在回忆埃文和为自己开启新生活之间找到平衡。"

"蒂娜，我非常尊重埃文以及他为国家做出的牺牲。当然，我也明白，你想以此来纪念他。我母亲的棺材上也有一面国旗，因为她之前曾在海岸警卫队服役。我把这面国旗和其他一些我格外珍视的有特别纪念意义的东西一起放在壁橱里。母亲的音容笑貌点点滴滴都在我的心头，但除了几张她的照片之外，其他东西都不在我的客厅里。你在客厅的显眼位置摆放东西来纪念埃文的死亡，这也没有什么问题。但如果有一天，你想让另一个男人占据那个位置，可能就得考虑这会给他带来怎样的感受。"

"我该怎么办？"

"你可以把它放到一个不那么显眼的地方，这样，不会让同你约会的人感到他好像正在侵犯埃文的领地。或者你可以把它同其他纪念品一并放在箱子里，每隔一段时间，当你思念埃文时，可以把它拿出来看一看。"

她说："这个主意听起来不错，我会考虑的。"

"还有一件事，"我说，"如果转换一下角色，换作是你去世了。埃文在客厅里挂着属于你的国旗，然后邀请一个女孩过来吃饭，你会给他什么建议？"

"他这么做的话，一定会引发矛盾，还是把旗子收起来吧，因为那个时候陪在他身边的并不是我，他可以在心中为我保留一席之地，却不必时时见到我。"她低头看了看，"好吧，好吧，也许我还在执着于过去。"

蒂娜和许多哀伤的人一样，离真正接受亲人离去的事实还有很长的一段路。如果她在失去埃文后的头一两年来找我，我不会建议她把与埃文有关的纪念品都搬到家里不太显眼的地方。然而，这次谈话是在埃文去世的九年后，蒂娜也很清楚地想再次寻找爱情。我认为埃文的在天之灵不会忍心让蒂娜孤独终老。我相信埃文会像所有人一样，希望人们记住他，但这并不意味着蒂娜不能敞开怀抱，接纳另一个男人。

所爱之人离去，你和对方的爱并没有随风而逝，它已经融入你的生命，变成了你的一部分。曾经的爱永远不会被新来的爱摧毁或改变，那份曾经的爱拥有它自己的时间，将以它自己的方式，在你的心里永远停驻下来。如果你愿意，可以得到更多的爱。你的心在一生中会拥有很多爱。新的爱情可以在同一片沃土上自由生长，而不会消除过去的爱。你还有很长的人生要走。人生路漫漫，仍需尽兴游。你的人生故事还待书写，未来的精彩也正待你发掘。

我希望，你过去所有的经历和所拥有的爱都能为新的人生故事铺平道路。无论你选择为人生之旅寻找新的同伴，还是选择独自欣赏人生的风景，都取决于你自己。如果你想重新得到一份爱，就像蒂娜那样，那就看你是否能敞开怀抱接受它。这样，当爱再次来临时，你才能勇敢地接纳它。

有时，我们面对的挑战是接纳新的爱；有时，则是适应一种新的生活。一个四十多岁的男人对我说："我的家人想让我和您谈谈。自从我的妻子五年前去世后，我就不在乎自己的生活了。"

我要他举个例子来说明。

"我不想参加亲人的婚礼，也不在乎孩子们的状况。"

"你妻子会关心孩子们和亲人的婚礼吗？"

"当然。"

"如果她知道你决定不再跟你生活中的任何人打交道，了无生趣地活着，她会怎么想？"

他愣住了。"不，我没有做出这样的决定！"

我让他考虑一下他的实际情况，在某种程度上，他确实已经做出了这样的决定。

我们常常未能意识到，决定重新投入生活是需要自己积极参与的。人们失去亲人后，会有一段时间因为太过痛苦而无法振作起来、重新生活。然而，随着时间的流逝，会有那么一个时刻，我们会吃惊地注意到，生活还在继续，周遭一切如常。这时，我们必须积极地做出决定，是否要重返真实的生活。我们比自己想象的更强大，我们有能力让爱贯穿一生。

作为一个失去孩子的父亲，我也曾反复纠结于背叛的观念中。戴维去世后，只有在讲完有关他的趣事后，我才会允许自己放声大笑。只有与他相关的微笑或大笑才是适宜的，否则就是不正确的。有个时刻，开怀一笑让我感到惊吓，因为这是自戴维去世后第一次与他无关的笑。之后，我泪流满面，心中充满了自责。儿子去世后，作为父亲，我怎么能开怀大笑呢？我无法想象，然而，它竟然真的发生了，我认为这是不对的。

我感到茫然，坐了一会儿，静静观想。身边的生活仍在继续，也许关注其他人会使我得到救赎。我的另一个儿子理查德仍然值得我为他微笑。家里的孩子们做一些有趣的事情时，也希望能逗我开心。一天又一天，我不得不放下这样的观念，即重新好好地生活下去是对已逝儿子的一种背叛。我必须在脑海中重塑一个新的形象，重塑对戴维的忠诚的认知——忠诚意味着生命的完整性，意味着将对他的爱投入我做的一切事情之中。

破碎的花瓶

史蒂芬·约瑟夫是英国诺丁汉大学教育学院的心理学家和教授，他给我讲了一个"破碎的花瓶"的故事。"如果你不小心把一个珍贵的花瓶打碎了，该怎么办？"他问，"你会怎么做？你可以选择把花瓶复原，但它永远不会是原来的样子了。另一种选择是拿这些五颜六色的漂亮碎片做一些新的东西，也许你可以创造出一个色彩斑斓的马赛克心形艺术品。"

当你热爱的熟悉生活像花瓶一样破碎后，你会怎么做？你可以试着让你的生活恢复原样，但它仍是支离破碎、脆弱不堪的。那些勇于接受损坏并重建自己人生的人则会变得更具活力，对新的生活方式持更为开放的态度。我提醒人们，破碎的蜡笔仍然可以着色——虽然我们的生活仍是支离破碎的，但我们有潜力创造出美丽的艺术品。

英国独立摇滚乐队巴士底的歌曲《庞贝城》中有这样一句歌词："我如何才能成为一个乐观主义者呢？"戴维去世后，我便想到了这一点，这是人生中一个很重要的问题。

　　我不是要你对发生的事保持乐观，也不是要让你看到杯中的水还有一半，我只是要你对自己的未来充满信心，希望你仍能书写有意义的人生。也许你仍未获得新生——我开始写这本书的时候也还未从哀伤的阴影中走出来——但你在读这本书就说明你对未来还抱有希望。

　　戴维去世后，我找不到生活的立足点，仿佛已不站在坚实的地面上，我觉得自己掉进了无底的痛苦深渊。但是，我从痛失双亲中、从我有幸陪伴的那些哀伤之人身上学到了很多。我明白，痛苦的深渊中也可以填注基石，以奠定新的基础。我可以立足其上，展望未来。我无法挽回发生的一切，戴维的离开在我的心中留下了一道深深的伤痕，我永远不会忘记他。但我对自己未来的生活仍然充满希望，这便是乐观的表现。

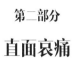

第二部分

直面哀痛

第6章 你不是"上帝"

祸兮，福之所倚；福兮，祸之所伏。
—— 老子

哀伤之人的心头总会萦绕许多"为什么"——为什么我的孩子会早夭？为什么我的爱人会无辜受戮？为什么我的丈夫在我们结婚的第二天就不幸死于车祸？为什么悲剧会降临到我们的头上？为什么是他？是她？是他们？这其中一定有原因，生活不应如此残酷且偶然。

很多人浪费了数年光阴，寻找一个永远不会出现的答案——所爱的人为什么欺骗我？他为什么和我离婚？他为什么会离我而去？他们无法找到令人满意的答案，但从不幸中找到生命的意义却是可能的。你可以从所爱之人的生命中找到人生的意义。生而为人，你所爱之人从这纷繁世间得到了什么？你们相识一场，他给你带来了什么？这段关系有什么好处吗？他的不幸离世又给你的人生带来了什么正面的改变？

通常，人们对这个问题会本能地做出反应，他们很肯定地向我保证，亲人的离去绝不可能带来任何好处。但事实恰恰相反。也许因为这场变故，你现在成了一个更富有同情心的人；也许因为这场悲剧，你才改变了自己待人处事的方式，同病相怜的痛苦使你更能设身处地地去安慰他人；也许挚爱的死亡让公众更加关注暴力或者致命的疾病。即使在最惨烈的悲剧中，人们也会惊讶地发现一些积极的东西。

还有一个问题也会经常出现，那就是："为什么是我？"我在为满怀哀伤的人做辅导时经常能听到这个问题，但它的答案可能很难令人接受。

在我的哀伤讨论会上，我们到第二天才会处理这个问题，因为答案极具挑战性。我会引导人们慢慢地进入问题情境。首先我要求房间里的每个人都要讲出他们生活中发生的一些糟糕的事情，不一定是促使他们来参加讨论会的事，可以是其他一些事。有人说他曾经遭遇霸凌，有人说自己曾被人强奸，有人说自己的弟弟年纪轻轻就去世了，有人说自己房子被烧毁了。有人幼年受到过性骚扰；有人有酗酒的父亲或者患有躁郁症的母亲……人们纷纷叙说着自己失去的经历和哀伤，从死亡到背叛，从流产到慢性疾病。

等房间里的人都发过言后，我说："每个人都有痛苦的经历，我猜你们中很多人对于这种痛苦的体验还不止一次。有人从未经历过痛苦吗？有谁的生活是完美无缺，没有失去，没有伤痛的？"

没有人举手。

"所以，没有一个人有完美的过去，"我继续说，"你们中有人能预见到自己的未来没有一丁点儿痛苦和损失吗？"

仍然没有人举手。

然后我问他们，听了别人的痛苦经历后，他们有什么领悟，这是否会影响到对"为什么是我"这个问题的回答。有人说："我认为真正的问题是，为什么不能是我？为什么我会理所当然地认为，我会安然度过这一生，不用品尝任何伤心欲绝的滋味呢？"

这才是人生该有的样子——苦乐参半。没有谁的人生会一直阳光灿烂。

而且，我们的人生使命就是带着各种各样的问题负重前行，在人生的悲剧中寻找生命的意义。我在第一章里写了母亲去世后，我第一次"驾驶"飞机的故事。当时，我十分担忧会机毁人亡。为了试图从对空难的恐惧中找到生命的意义，后来我成了红十字会航空灾难小组的志愿者。我的第一次支援经历发生在 2000 年。那年，新加坡航空一架波音 747 客机误闯了因施工维修而暂停开放的跑道，意外撞上了一台推土机。火光四起，将近 100 名乘客命丧大火。

空难发生后，通常我们需要给三个地点的人提供帮助：

1. 飞机的出发地

2. 飞机的预定目的地

3. 飞机的坠机地点

我被派往了失事航班预定的目的地——洛杉矶国际机场，乘客的家人们正在那里等待着亲人的到来。在最初的几个小时里，我们不知道是否有人生还，这种不确定性令人更加苦恼。我们备感压力，因为电视跟进报道事故的速度往往比航空公司发布信息的速度快，直播内容里一直没出现机上人员的姓名。

幸存者身份确认后，我们的任务就是帮助那些得知亲人死讯的家属。在这种情况下，人们会尖叫昏倒、长跪不起，我们的工作就是尽量保护他们的安全。一个人的痛苦会对周围的其他人产生涟漪效应。作为第一批援助者之一的我责无旁贷地出现在他们身边。"这里有水，我们坐下来吧。"我一边说，一边尽我所能地让他们平静下来。我温和地告诉他们对此事故所有的可能的反应。下一步就是联系，他们要与认识的亲朋好友取得联系。当他们做好心理准备时，我们会问："你需要给谁打电话？我们可以打给谁，让他来陪你度过这艰难的时刻？"

我们也会帮助那些幸存下来并准备重新飞往洛杉矶国际机场的乘客，他们中的许多人仍在承受着这次空难的折磨。那次空难的许多幸存者中，一个叫丹的商人在我的记忆中留下了深刻的印象。他下飞机时，我和他打了招呼。他的车在机场，没人接他。我和他聊了几分钟，告诉他在最初的震惊消失后可能会出现的反应，并告诉了他应对的方法。我告诉他，洛杉矶国际机场有一些私人通道，走那里可以避开媒体的纠缠。他不明白为什么媒体会对他感兴趣。我解释说，那是因为电视及网络上到处是飞机着火的画面，每个人都因那些画面和乘客在大火中身亡而惊恐不已。

"他们对我感兴趣的原因就是我是空难的目击者？"他问。

"这只是其中的一部分原因。"我说。

"他们还关注什么？"

"你还活着！"我说，"你之所以会成为新闻关注的焦点，是因为你活了下来。"

历经劫难确实引人注目，但是正如特蕾莎修女告诉我的，活着本身也是了不起的"成就"。当我问起人们为什么今早醒来时，他们不知道我为什么要这么问。但他们还是很坦诚地告诉我，是闹钟把他们吵醒了，或者是清晨的阳光将他们唤醒了，或者是跳到床上的狗把他们弄醒了。然后，我就会提醒他们，虽然今天早上太阳如常升起，但很多人永远没有机会看到它了。尽管闹钟在全世界的屋子里响起，但有人因为已经死亡而永远无法听到。狗狗跳到床上去唤醒主人时，意外地发现主人已经没有了呼吸。我告诉他们，你今天早上不是碰巧醒来。你的醒来是另有深意的，而这个原因就是"让你在生活中找到生命的意义"。

我们中很少有人花时间探索自己能为生命创造什么样的意义。当然，如果你研发出了脊髓灰质炎疫苗，那你生命的意义当然是毋庸置疑的。但事实是，大多数平凡的人都不会做出这么大的贡献。在推动历史巨轮前行的人中，有一个是美国医学研究者和病毒学家乔纳斯·索尔克，他成功研发了第一批脊髓灰质炎疫苗。我在年轻的时候，看过一个报道索尔克工作的新闻短片，其中一个记者对他说："如果就此申请专利，你将成为世界上最富有的人。"

"这不是我的专利，"索尔克回答，"它属于全人类。"

这番话深深震撼了我。索尔克取得了如此惊人的突破，却选择为了全人类的利益而放弃财富。他如此无私，如此伟大。我希望有一天，不管以怎样的形式，上天也能赐给我一个机会，让我成为像索尔克一样伟大的人。

二十年后，我在华盛顿特区的一个卫生健康委员会任职，当时我还不知道其他成员都有谁。当我们聚在一张大桌子旁准备开会时，我看见了一位看上去很面熟的老先生。他面前的名片上写着"乔纳斯·索尔克"。我简直不敢相信自己的眼睛，我迫不及待地想看看这个有着传奇色彩的人会有怎样的言谈举止。

在长时间的会议中，我们似乎陷入了僵局，因为有太多的医疗保健问题亟待解决。我想先解决大问题。但当看向那位我非常敬畏的人士时，我发现他更专注于研究每一个小细节，以便为大问题提出相关的建议。突然，我认识到了自己性格中的一个缺陷。我总是期望着自己能在一些举足轻重的重要时刻挺身而出，而他却能做到事无巨细、事必躬亲，在大事和细节面前都一丝不苟。

思索要如何才能从生活中找到生命的意义时，你只会想到那些重大的时刻，但事实上，生命的每分每秒都意义非凡。无论是为慈善事业捐赠一百万美元，或是在杂货店对结账的人说一句友善的话，还是在当地的救济厨房做志愿者，抑或只是体谅地让旁边的一辆车先开入前面的车道，你所做的一切都深具意义。

我记得，当初儿子戴维需要购买医疗保险的时候，我和他去见了一位保险代理人。尽管戴维对买保险完全不感兴趣，我还是安排了这次见面。我想象得出，这次见面的气氛会多么紧张，每次保险代理人提出建议时，他都会嗤之以鼻。然而，结果却不是这样。

我不认识这位名叫塔莉的保险代理人，她是我从本地名单上查到的，她和我想象中的保险代理人形象完全不一样。塔莉走进房间，好像是走上了舞台。她留着一头金色短发，把其中一缕头发挑染成了粉红色，看上去十分时髦。她风趣幽默、语言犀利，甚至还有点儿高傲。她没有特别卖力地宣传保险。对她来说，这只是一次商务会面，而我们只是她众多客户中的两位，她只要做自己就好了。由于她的落落大方以及与戴维的良好互动，原本可能紧张、不愉快的会面实际上很和谐。见面结束时，戴维伸出手来和她握手，向她表示感谢。我们出去时都很高兴，戴维也拥有了一份医疗保险。我们互相拥抱道别。那次见面也是我最后一次见到戴维。

塔莉在我的生命中永远都是有意义的。她帮我记住了一段我将永远珍视的回忆。她不知道这是我和儿子最后一次见面，她并没有想要创造这样一个重要的时刻，但事实证明，因为她，一个原本例行公事般的见面永远留在了我的记忆深处，对我产生了不可估量的影响。生活就是这样。我们会以自己不知道的方式影响别人，而通常这只需要我们真实地做自己。

幸存者的罪恶感

幸存者产生罪恶感，可能是因为他持有这样一种观点：在灾难中丧生的应该是他自己，而不应该是他挚爱的亲人。也许是因为亲人做了本应该幸存者做的事情才遭遇了不幸。幸存者也会认为，他们本可以做些什么来阻止灾难的发生。如果逝者是年轻人，幸存者是老年人，他们会觉得按自然规律来说，自己应该先走，而不应该是白发人送黑发人。不管是什么原因，有罪恶感产生时，人就想要接受惩罚。所以，幸存者经常会惩罚自己，或者让别人惩罚他们。

一个周末，我在加州北部的伊莎兰为哀伤之人做治疗。当时我邀请了一位名叫桑德拉的女士到房间前面来接受心理辅导。她问我是否能让她的丈夫乔也参与进来。一次治疗两个哀伤的人可能会很棘手，但我觉得这次应该这样做，于是同意了。

乔和桑德拉坐在我身边，我问他们，是什么原因把他们带到这里。桑德拉说，她24岁的儿子在骑摩托车时被一辆汽车撞死了，因为开车的老人误把油门当成了刹车。

我感受到了她的痛苦，看到了她的伤心欲绝。我问她："在这场悲剧中，你最坏的想法是什么？"

她说："这都是我的错。"

"为什么？"我问。

"我本想告诉他，不要骑那辆摩托车，太危险了。我甚至告诉过乔，我要阻止儿子骑摩托车，但乔说'你阻止不了他'。其实我可以，我本可以避免这件事发生的。"

"那位老司机后来怎么样了？"我问。

"他被判了缓刑。"

"你对此怎么看？"

"他已经八十多岁了，我没法责怪他，他只是一个犯了错误的老人。"

"你可以责怪他。"我说。我转向她丈夫问道："你怎么看这件事？"

他说:"这是一场可怕的悲剧,让我痛不欲生。但我不会责怪那个老人、我的妻子或者我自己。"

我转身对桑德拉说:"但总得有人为此付出代价吧。"

她快速瞥了我一眼,说:"没错,必须有人为此付出代价!"

"那个人是你吗?"我问。

"是的,就是我,这是我的错!"她泪流满面地说。

"所以你就判定自己有罪,自责不已?"

她低下了头,说:"是的。"

"你自责多长时间了?"

"我每天都很自责。"她回答。

"只是每天自责吗?你没有一直在内心重复责备自己吗?"

"是的,好吧,比那要多,我每个小时都会出现这种自责的感觉。"她说。

我握住她的手说:"让我们从几个不同的角度来重新看看这个问题。你审判过自己吗?"

"什么?"

"你审判过自己吗?"

"我不明白你什么意思。"

"你有没有试着审判自己,看看自己是否真的有罪?还是你只是径直走向了心灵的牢笼,然后就扔掉了那把开门的钥匙?"

"我之所以自责内疚,是因为我有罪。"

"我认识很多与你情况相似的人,你的说法是,如果你不让儿子骑摩托车,他就会活着。那么,你真的能控制他的行动吗?他总是那么听你的话吗？"

"不，他并不总是听我的。"

"可能你劝阻他后，他照样会骑摩托车出去，对吗？"

她点了点头。

我告诉她："我见过有人成功干涉了孩子的行动，也确实改变了现实状况——他把儿子的自行车拿走了，你猜怎么着？结果他的儿子乘公共汽车出门了，然后那辆公共汽车被一辆汽车撞了。他们认为，如果他们没有自作主张地拿走孩子的自行车，他们的孩子也许还活着。"

我开始哽咽。我把手放在桑德拉的背上。"我很抱歉，你儿子去世了。"我告诉她，"我见过有些人并没有做错任何事，但他们的孩子还是死了。你的孩子去世了，这是一个悲惨的事实。"泪水顺着我的脸庞流下，哀伤的气氛让在场的许多人也泪如雨下。

那个时候，我的儿子戴维还活着，所以并不是她让我回忆起了痛苦的往事，而是我真切地体会到了另一个人的痛苦——这种痛苦是真实可感的，就在这间房间里。

"我能感受到你的哀伤。我真的、真的为你的孩子和你们夫妇二人感到难过。"我看着她的眼睛说，"但这绝不是你的错。"

乔点头表示同意。

我转向了另外在场的几百个人。"这些人都与你的经历相似，他们就是你的陪审团，"我告诉桑德拉。"你们听了她讲述的往事，觉得这是她的错吗？"我问在场的人。

他们大喊道："不，这不是她的错！"

"你听到了吗？"我问她。

"听到了。"

"我们——你的陪审团，已经审查了你的案子，"我说，"发现你被错判了。今天，你被无罪释放了。你想出狱吗？"

"是的。但我的心理医生说过，只要我需要，我仍可以那样想。"

"既然我们都判定你是无罪的，你还需要待在心牢里面吗？"

她看着每个人，说："不，我要离开。"

"如果你愿意的话，就出来吧。"我说。

她靠在我怀里哭了。她的丈夫乔走过来，轻轻地拥抱了她。

"你准备好把她从'监狱'接回家了吗？"我问乔。

"准备好了。"他回答。

"你们可以永远与儿子保持联系，"我提醒他们，"但这种联系不一定非是痛苦的，你们也可以在爱中找到彼此的联结。"

当她丈夫乔带她回到座位上时，我意识到，她讲述的故事已经深深地印入了她的脑海，因此，如果不是有意识地抵制那种消极的情绪，今日的故事很可能还会重演。自责内疚根深蒂固的部分原因是，它已经通过不断的重复深深地根植在她的头脑之中了。当亲朋好友告诉你，你不必再自责内疚，而你说你"做不到"时，这可能是真的。1949 年，加拿大神经心理学家唐纳德·赫布首次提出了一个概念，这个概念通常被解释为"共同激活的神经元成为联合"。这些神经元被激发的频率越高，传递的信息就越强烈。我喜欢用一个类比来解释这一点：我们的大脑有一条路径，就像森林中有一条路径一样。这条路我们走得越多，它就变得越宽越深，越容易被人们看到，也越为我们所熟悉。这样，它就会成为阻力最小的路径、首选路径、我们不自觉选择的路径。我们在哀伤中常常会选择的一条路将我们引向"这是我的错"（或"这是他的错"）的思维模式，桑德拉遇到的就是这种情况。

我们得出这种结论的另一个原因是我之前提到的一点——我们有从自己的生活中寻找生命意义的需要。我们天生就有能力识别模式、联系和因果关系，换句话说，就是讲述自己故事的能力。这就是我们的生存模式。如果没有建立因果关系的能力，我们就不会知道在一头狮子吃掉我们的朋友之后要避开别的狮子。故事赋予事件以框架，否则我们会觉得事件是随机发生的，而随机性是我们难以接受的。当我们的人生中发生一些重大的变故时，比如失去一个心爱的人，它们必须事出有因，而不仅仅是随机发生。我们围绕着不可预测的事件塑造故事，即使这些故事会导致伤害和自我毁灭。

扮演上帝的角色

当我们对悲剧不再追问"为什么"时，就会误入歧途，开始扮演"上帝"的角色。当我们告诉自己"我本可以阻止他的"或者"死的应该是我"时，就意味着我们赋予了自己虚假的能力，因为我们无法决定他人的生死。

阿奇的妻子斯特拉在大约一年前死于癌症。我们见面时他仍沉浸在哀伤之中，但他没有悲痛欲绝，也没有生者常见的罪恶感。他告诉我，他和妻子相知相爱时，斯特拉就已经有了一个很棒的儿子杰克——那是她在第一次婚姻里生下的孩子。结婚后，阿奇和斯特拉又生了一个孩子尼克。怀着尼克的时候，斯特拉就发现乳房有肿块。医生告诉她，在开始母乳喂养前，这种腺体肿胀并不罕见，斯特拉也就没放在心上。他们并没有计划在尼克出生后很快再要一个孩子，但尼克出生后不久，斯特拉又怀孕了。这次她又发现了乳房肿块，医生安慰她说，怀孕期间有乳房肿块是很正常的。后来他们的次子泰勒出生了，一切看起来都很好。杰克很爱他的两个弟弟，阿奇和斯特拉觉得他们的家庭非常完美。

然而，不久之后，斯特拉做了检查。检查结果显示，那些一直存在的肿块竟然是癌，并且已经到了第四期。斯特拉一家都是虔诚的基督徒，他们相信斯特拉会康复的。但经过三年的多轮化疗，她的身体越来越弱。斯特拉临终前的一天晚上，3 岁的泰勒爬到了父母的床上。斯特拉轻轻抚摸着泰勒的头发。阿奇告诉她，他的同事说也许上帝真的搞错了，不该让她得病。斯特拉抬头看着阿奇说："我们不能扮演上帝的角色。"

泰勒睡着后，阿奇说："亲爱的，如果我早点儿催你去检查，你现在可能就没事了。"

斯特拉看着他说："我只知道，如果那时候接受癌症筛查并且确诊的话，我就会接受化疗，之后就不能生孩子了，我们也就无法拥有可爱的泰勒和尼克了。"

阿奇觉得妻子说的很有道理，但他还是认为妻子要是能早点儿检查就好了。斯特拉抓住他的手说："亲爱的，我对以前的事情完全不后悔，因为我们拥有了两个可爱的孩子。我之所以说这些话，是因为我不希望你们中的任何人以后感到内疚或者责怪上帝。我不知道上帝是怎样选择生死的。如果死亡是随机的，那么上帝也在这种随机性中与我们同在。我想让你知道，如果我必须离开这个世界，那么我在离开时知道孩子们将终生彼此相伴、互相依靠，而你也将一直陪伴着他们，我便能含笑九泉了。"

斯特拉睿智的话语帮助阿奇避免了生者的罪恶感和对上帝的责难。为了治愈心伤，你必须把力量还给上帝、宇宙、命运或者你的信仰。这可能意味着你开始承认你对上帝的愤怒——我相信上帝足够强大，可以容纳你的愤怒和疯狂。你可能需要和心理咨询师交谈、在车里尖叫、做哀伤瑜伽、用力捶打枕头，或找到其他形式来释放身体及精神上的紧张感。开始释放愤怒情绪时，你会意识到，如果你爱的人去世了，而你还活着，那么，此时就不应是你离开的时候。

如果命运安排你离开，你肯定已经去世了。既然你还活着，你就得想想，打算怎样度过余生。你必须回答的问题不是"为什么我爱的人死了"，而是"我为什么要活着"。你为什么在这里？你能为余生带来什么意义？你能从那些活着的人身上找到什么意义？

无法挽回败局

我经常在手机上玩单人纸牌游戏。我输的时候，总想弄清楚输的原因，这时我会按一个按钮，上面写着"游戏回放"。这个功能可以把刚才我打牌的每一步都还原得清清楚楚。然后我就可以按照提示打出与之前不同的牌路，以便得到一个更好的结果。但有时我会发现，就算每一步都打得很好，我还是会输。于是，我就得出了这样的结论："任何做法也无法挽回败局。"

我们在哀伤中经常假设如果某件事情发生或没有发生会如何，对此，上述结论也许同样适用。当我们发现自己总是在想"如果我当时不那样做，挚爱的亲人还会活着"的时候，"任何做法也无法挽回败局"就是一个提醒，提醒我们事情已经发生了，做什么都于事无补。而留给我们的真正有用的选择，是那些我们从过去学到的并对现在和未来都有意义的行动。哀伤之人采取这些行动让他们的生活充满意义。

过去的行为已经无法挽回，但对生者来说，未来还有很多可能。为饱受罪恶感折磨的生者进行心理辅导时，我常常从一些细微的情境开始。如果生者想到的是"我才是应该死去的那个人"，我就把他们带到当下，对他们说："但你可以看到，你还在这里。你和我谈论着你的痛苦的这一刻，是很有意义的。分享你的痛苦永远是有意义的。"

死亡本身是没有任何意义的，但我可以帮助幸存者稍稍解答一下关于人为什么而生的疑问。

我问了他们这些问题：

- 你如何向所爱之人表达你的敬意？
- 你如何创造一种把他们包括在内的不同的生活？
- 你如何利用自己的经验帮助他人？

　　每天你都能找到生命的意义，这是你能掌控的。你仍然可以寻找爱情、放声大笑、成长进步、虔诚祈祷，仍然可以在开心时微笑，在难过时哭泣，仍然可以勇敢地生活，仍然可以在别人需要时给予帮助，在别人帮助你时真诚地感恩，仍然可以细细体味生活的酸甜苦辣。当生活中其他重要时刻来临时，你不至于视而不见——这可能就是生命的意义所在。不管生活有多困难，如果我们允许自己花些时间去寻找失去亲人之后的意义，那么，因为我们的找寻，生命的意义就会出现在我们面前，而心灵的创伤也会因此治愈。

　　然而，当我们暂时找不到生命的意义时，又该怎么办？音乐剧《汉密尔顿》的《等待》一曲中唱道，死亡会降临到所有人身上，但在死亡来临之前，我们只能继续活着，而我们还活着这一事实，一定是有原因的。"当所有爱我的人都离我而去，我愿意等待死亡的降临。"

　　你也许无法知道为什么挚爱的亲人亡故，把你独自丢在这世间，然而，这就是现实。失去的生命是宝贵的，但如果你享有更长的生命，难道不应该相信你自己的生命也是宝贵的吗？

第 7 章　自杀不是一种选择

自杀不是任何人名字上的污点；自杀是悲剧。

——凯·雷德菲尔德·杰米森

没有哪一种自责内疚的折磨或悔不当初的想法比自杀身亡后的悔恨更甚。如果自杀只是影响到了个人，我们就不会谈论它了。自杀涉及太多的痛苦，太多的忌讳，太多难以释怀的情感。我们谈论的自杀，一般不会是我们身边的事情，而是在剧院或电视上看到的剧情，比如电视剧《十三个原因》讲述的就是一名高中女孩死于自杀的故事。热门的百老汇音乐剧《致埃文·汉森》同样以一名高中生的自杀为题材。两部作品都描绘了人在自杀身亡后他们在世的亲朋好友的情感。这是一个极为深厚的话题，值得人们去深入探究，其中涉及的感情总是非常复杂的。（本章旨在帮助那些亲人自杀身亡后深陷悲痛的人，而非去治疗有自杀念头的人。）

"如果"模式

我们因亲人自杀身亡而哀伤不已时，会不可避免地为自己没能阻止他们的行为而感到困扰。我曾经和无数经历过亲人自杀身亡的人交谈过，我可以告诉你，我们的大脑可以对自己极度残酷——它可以背叛我们、击败我们。我要让这些人知道的第一件事就是，当有人想伤害他自己时，我们对此可能真的无能为力。我们应该努力阻止事态朝最坏的方向发展，然而绝不应该事后自责内疚。自杀往往是一种冲动的行为，是在一个人绝望的那一刻发生的。也许他之前经过了多年的心理治疗、抗抑郁治疗、住院治疗，甚至休克治疗，然而，最终还是决定放弃自己的生命——最近几起名人死亡事件就充分地证明了这一点。

不过，我们的思维还是会默认"如果"模式。我的朋友薇薇安70岁的老父亲最近自杀身亡。她打电话给我，向我寻求帮助。她的父亲常年有严重的酒瘾，多年来一直威胁要自杀。薇薇安事后一直为此后悔，她认为"如果那天我去了他家""如果我带他去看了另一个医生""如果我能让他不再酗酒"，这个结局就不会出现。这些想法是内疚的产物，也是大脑试图控制那些已经发生的无法控制的情况的表现。

自杀不是一种自私的行为，甚至不是一种选择，它是一个人精神上需要帮助的表现。它带来的是可怕的悲剧结局。我们从无数自杀未遂的幸存者那里了解到，他们其实并不想死。他们只是觉得自己无法继续如此痛苦的人生。有些自杀是由外部因素驱动的，比如负债累累、失去了挚爱的亲人、患有严重的慢性病、官司缠身，或是有药物滥用问题。但还有一些人的生活甚至可以用"完美"二字来形容，至少在别人眼中如此——他们有爱他们的家人和朋友、生活富足、住着体面的大房子、事业成功，但他们的精神饱受折磨。为什么？我认为对于我们这些没有自杀倾向的人来说，几乎无法想象那些有自杀倾向的人正经历着怎样的折磨。此外，临床抑郁症本身就是一种可以导致自杀的严重疾病。

美国疾病控制与预防中心的最新研究表明，自杀是美国人死亡的主要原因，而且自杀率在过去的几年里急剧攀升，但显然，我们对自杀的了解还不够，还没有真正了解自杀背后的原因。抑郁和其他精神障碍的确会引发自杀，但自杀很少是由单一因素造成的。许多人在自杀前并没有被确诊存在精神健康问题，尽管这可能是因为我们对精神类疾病的关注不够或者误诊。

我们对自杀的原因知之甚少，对如何预防自杀的了解也非常有限。人们对我说："我曾经帮助过他一次，我当时本应该在场再阻止他一次的。"或者说："如果我知道的话，我真的可以阻止这件事发生。"面对这种情况，我会和他们分享以下事实。

在美国，一些由专业建筑师和建筑公司设计的带有精神科病房的医院在建造时，最重要的考量之一就是如何防止病人自杀身亡。从大门、门铰链、浴室设备、照明设备、橱柜和抽屉，再到钢化玻璃材质的窗户，一切都经过特殊设计。医院一旦建成，就会配备接受过防止自杀培训的精神科医生、精神科护士和其他专业人员。然而，尽管在设计方案、专业人员配备、病人个人物品审查等方面，

院方都非常谨慎，甚至通过不间断的监控、剥夺病人的隐私等方式
来确保万无一失，仍然会有病人死于自杀。

我温和地告诉那些仍然感到内疚的人，那些不断想着"如果"
他们当时在场的人："也许你可以在他企图自杀时做些什么，但是
如果对方决意结束自己的生命，如果他们感到痛苦万分，你就要明
白，他们总会找到一个你不在的时刻结束自己的生命。"我们不应
再自责，也需要停止责备那些已自杀身亡的人。

自杀的污名

我们从未意识到，我们对于自杀使用了多么严重的字眼。通常
我们会说"他犯下了寻短见的错"，而"犯下"这个词通常是用来
描述犯罪行为的。痛苦绝望是悲剧，不是犯罪。当我们说这是"一
次成功的自杀企图"时，似乎表明自杀身亡可以被认为是一种"成
功"。我们说"他是个自杀者"，其实就是把这个人的死因混淆成了
他的身份。我从没听人说过"她是个心脏病发作者"或"他是个晚
期癌症者"。所以，我们不应该说一个人是"自杀者"，而应该说他
是"自杀身亡者"。

即使人们对自杀身亡者抱以同情之心，自杀的污名化现象依然
存在。人们很少在正常对话或主流讨论中谈到自杀。我们去健康中
心时，很容易找到癌症或其他疾病的相关信息，但对自杀原因的描
述却寥寥无几。

那些因为自杀而失去亲人的家属通常会认为在一个好的家庭之

中，在一个精神正常的人身上，是不会发生这样的事的。他们可能会觉得自杀事件罕见且可耻，并试图对此保持沉默。然而，一旦开始谈论所发生的事情，他们会发现其他家庭也有过类似的经历，因为自杀是美国第十大最常见的死亡原因。他们可能会震惊地发现，有很多熟人的亲人也都死于自杀。

尽管如此，自杀的污名化现象依然存在。研究表明，亲人自杀身亡后，哀伤的家属得到的支持与安慰远少于亲人死于癌症的人。前来参加自杀身亡者葬礼的人很少，家人接到的悼唁电话也少，因为人们错误地认为自杀身亡者是自作自受，自杀造成的死亡并不值得哀悼。自杀身亡者的家庭成员本身也可能有这种感觉。由于自杀的污名化，有些人可能会为亲人的离世编造一个故事，他们会说亲人是死于突发心脏病、中风或其他疾病，以掩盖真正的死因。

大多数宗教都会强烈地谴责自杀，认为自杀是一种罪恶。但一些开明的神职人员已经开始改变这种看法。我在一次关于自杀的演讲中谈到了这一点。演讲结束后，一位老人走近我，对我说："我真希望你所说的都是真的。"

"你对自杀身亡有什么感悟吗？"我问他。

他流着泪说："我母亲患有精神疾病，被医生诊断为精神分裂症，她最终死于自杀。牧师告诉我，她死后无法进入天堂。"

我看着这位六十多岁的老人，他一想到自己可怜的母亲死后无法进入天堂、注定在地狱受苦，就不禁泪流满面。我们永远不会责怪那些癌症晚期的病人，也无法想象他们会因此被拒于天堂门外。那么，对于患有晚期双相障碍或精神分裂症的人呢？他们的疾病就应该受到谴责和排斥吗？我们发现，我们对待精神疾病的观念体系是多么传统守旧。

我们应该采取更多措施防止自杀吗？当然。我们应该不断开导人们不要自寻短见吗？应该。我们应该提高对精神疾病是如何控制人类内心的认知吗？毫无疑问，应该！事实上，如果你的挚爱亲人死于自杀，这些事情可能就是你要追寻的生命意义的重要部分。

通往自由之路

在自杀导致的死亡中找到某种生命的意义似乎是不可能的。导致一个人自杀的绝望情绪，同样也可能成为压倒生者的最后一根稻草。我为那些自杀身亡者的家属提供建议时，会首先让他们把"伤心痛苦"和"备受折磨"这两个部分分开来。痛苦是人们对死亡的自然反应，面对亲人的离世，无论是自杀还是其他死因，我们都会不可避免地感受到痛苦。但备受折磨是大脑强加给我们的桎梏。这番话对于自杀身亡者的家属尤为重要，因为他们的大脑经常会胡思乱想，编造种种有伤害性的、令他们自责内疚的故事来解释亲人自杀的原因。

要想从思想的痛苦深渊中解脱出来，可行的方法就是寻找生命的意义。

这不是一条坦途，因为人们通常认为自杀之死毫无意义。但为亲人的自杀而深感哀伤的家属可以在余生中找到这种意义所在。许多人采取的方法是参与到预防自杀的组织中，帮助劝说企图自杀的人。大多数预防自杀的组织都是由自杀身亡者的家属建立的。

　　几年前，我做了一个以自杀为主题的演讲培训。其中一位演讲者是纪录片制片人莉萨·克莱因。莉萨告诉大家，她之所以会对这个话题感兴趣，是因为父亲和哥哥的离世让她痛苦万分——他们在短短几个月内相继自杀身亡。自杀的污名化影响如此之深，以至于家人都对此事讳莫如深，不愿谈及。莉萨是专门来讨论这个话题的，她导演的纪录片讲述了一个自杀未遂的幸存者转变为提高预防自杀意识的倡导者的故事，这个人赋予自己的使命就是寻找其他自杀未遂的幸存者，并记录他们的故事。

　　莉萨之前已经制作了一部关于双相障碍的纪录片，这部纪录片的灵感来自她那一生都深受其害的姐姐。在那之后，她认为精神疾病的题材太过沉重，想把拍摄焦点转移到不那么令人沮丧的题材上。这个想法持续了很长时间，直到父亲和哥哥不幸离世，才使她又一次意识到，原来在她家人的心中还有许多无法解开的谜。她在一次采访中说："为千千万万个因此饱受痛苦的家庭而努力，这没有什么令人沮丧的。最令人沮丧的是面对现状保持沉默，不去拍摄这部纪录片。"为了从失去父亲和哥哥的痛苦中解脱出来、找到人生的意义，她最终拍摄了一部关于预防自杀的纪录片。也正是因为这部纪录片，她了解到了一个日益庞大的群体——那些曾试图自杀但最终幸存下来，并用自身经历去帮助他人的人。他们讲述了自己与心中恶魔抗争的故事。这些人都勇气可嘉、风趣幽默，对人情世事有深刻的见解。

　　通往生命意义的道路有很多，只要你肯用心探寻，终将找到它们。在我的一个治疗小组里，一位名叫乔安妮的女士和我们谈起了她十多年前死于自杀的母亲。乔安妮似乎很脆弱。谈论这件事时，她的哀伤溢于言表。很明显，流逝的岁月并未将所有的痛苦一并带走。她说："要想从自杀之死中找到生命的意义并非易事，因为在我们的世界里，人们谈起自杀时总会觉得不舒服。在过去的两年里，我不停地追问自己，'这种痛苦的意义到底是什么？痛苦能为我带来些什么？我如何才能创造生命的意义？'"

她说："在母亲生活的年代，人们从不谈论性侵犯或性虐待，但这种事偏偏就发生在了母亲的身上，给她带来了永难愈合的创伤。到现在，我还是不愿意谈及此事，因为这是一个黑暗沉重的话题。我母亲的亲生父亲曾经侵犯过她，但在当时，针对这种性侵犯造成的心灵创伤，几乎没有任何跟进治疗。"

在乔安妮母亲的故事中发现心灵创伤并不奇怪。在许多自杀死亡的案例中，我们都会发现身体创伤、情感创伤、精神疾病和上瘾行为交织在一起。对乔安妮的母亲来说，早年被性侵给她带来的心理阴影是终身的。乔安妮进一步与我们分享了她母亲的故事。

乔安妮说："母亲总是问自己，'为什么我不惹人疼爱？为什么我的父亲要侵犯我？'她从 5 岁到 12 岁一直饱受父亲的蹂躏。她父亲威胁她，如果敢告诉任何人，他就会用枪打死她。母亲因此变得沉默寡言。之后，她的父亲把她送到了精神病院。那时，人们还不知道该如何治疗此类创伤，创伤后应激障碍甚至还没有被确定为疾病。

"在精神病院进进出出几年后，医生对她进行了大量的休克治

疗。他们建议她与父亲当面对质。而当她真的这么做时，她的父亲说，'你疯了。你的大脑已经被电击电糊涂了，什么都不记得了。'

"这让我母亲更加难过，就像插在心口的那把刀在反复翻搅，她心灵上的创伤更大了。

"后来，母亲在一家餐馆当服务员时遇见了我的父亲。他们结婚一年后，我出生了。我刚出生，父亲就发现母亲因这份新责任备感压力。父亲意识到母亲有严重的精神问题。幸运的是，父亲的家人都倾力相助。母亲一直在餐馆当服务员。人们常常说她非常聪明，可以升至管理层，但她无意于此，而且她一生中唯一的一次尝试，也以失败告终。有一次我问她，为什么她总是喜欢做那种服务性的工作，她说她想让人们感到自己是受欢迎和被需要的。

"几年后，我母亲被诊断出患有精神分裂症和抑郁症。性侵受害者医疗援助资源匮乏，这对母亲生活的影响是致命的。不久后，她再也无法承受这生命之重，选择服用过量的混合药物结束了痛苦的一生。她留下遗书说：'我再也受不了了。'"

乔安妮拒绝让这样的悲剧成为故事的结尾。她需要并且想从母亲的悲剧中找到生命的意义。她接受了自己无法帮助母亲的现实，但她想找到另一种方式，为母亲的苦难找到价值。她想把母亲的痛苦变成自己前进的动力。最后，作为一名法律倡导者，乔安妮利用自己的专业知识为其他性侵受害者带来了一丝曙光。她在跨出这一步前酝酿了多年。最终法庭对一名被控性侵的男子的公开审判引起了她的注意，并促使她下定决心、采取行动。

乔安妮说："我看到了发生的一切，当时加拿大著名音乐人、电台名人詹·戈梅希因涉嫌性侵犯至少三名女性而受审。他最终被判无罪，因为辩方非常巧妙地将焦点放在了两个疑点上：首先，那些声称遭到性侵犯的妇女在证词细节上有相互矛盾的地方；其次，她们中的一些人在被性侵后仍然和他保持着性关系。法官根据辩方对案件的陈述得出结论，受害者的指控是'彻头彻尾的欺骗'。但我知道辩方指出的细节不一致，正是经历过创伤、无法回忆起细节的受害者的典型表现。

"与其他倡导者一起，我们致力于改进加拿大的法律，鼓励法官改变对性侵犯和性创伤的看法。对我来说，能够为现有的法律体系做出一些积极、重要的贡献，使法律从业者接受教育，改变对这种摧残我母亲生命的罪行的看法，就能抵消我所经历的部分痛苦。这也将成为我悼念母亲的一种方式。"

我经常问那些哀伤的人，如果能让他们和去世的亲人最后再联系一次，他们会说什么。这对那些自杀身亡者的家属来讲，可谓特别的情感经历，因为他们的哀伤更为复杂，往往夹杂着内疚和愤怒。也许是因为乔安娜已经找到了一种方法，使她母亲的痛苦遭遇得到升华，她的感受终于可以不再如此纷乱，而可以让内心充满对母亲的爱。

乔安妮说："我不想让我母亲觉得她这辈子是失败的。她最终的选择也无可厚非。毕竟，她的心理障碍太大了，难以跨越。如果要回应她最后的那句话'我再也受不了了'，我会告诉她，我并没有因为她选择自杀而责怪她，我会永远爱她。"

据报道，年仅 7 岁的孩子就会产生自杀的念头。我们还没有意识到年轻人自杀率之高。年轻人自杀的原因通常是恋爱分手、被欺凌、受到创伤等。这一群体往往行事冲动。

我的一个咨询师研讨会的参与者杰夫跟我分享了他的故事：

我 16 岁读十一年级时，和 14 岁的八年级学生蒂姆是好朋友。但很不幸，后来他自杀了。蒂姆是邻居家的孩子，我从上幼儿园的时候就认识他了。小时候，上午我要去幼儿园，下午，因为父母都要工作，无人照管我，蒂姆的妈妈就会让我去她家待上半天。

蒂姆对我总是很友好，他的自杀身亡，是我第一次近距离接触同龄人的死亡。我记得他的事在我们学校掀起了轩然大波——他一直很受大家的欢迎，而且看起来总是很快乐。他虽然不是什么风云人物，但总是面带微笑、和蔼可亲、待人友善。大家都很震惊，因为他的自杀似乎是没有任何理由的。

那时，我不知道我的朋友们是否也和蒂姆一样，心中痛苦不堪，但表面装得若无其事。为了弄清这一点，我试着和朋友们多聊几句，让他们多说些心里话。"你还好吧？"我会问。我想确保任何一个真正哀伤的人都能和我谈谈自己真实的想法。

高中毕业后，我在教堂的一个青年牧师项目中做志愿者。我拿到了社会工作资格证，从那以后我就一直在做心理咨询工作。在工作中，我会用蒂姆的故事来帮助那些遇到了麻烦的孩子，特别是一些沉默的患者，他们无法对任何人倾诉发生在自己身上的事。我需要确保那些孩子能够及时得到帮助。我为他们提供了一个安全场所，一个可以让他们对自己的情况畅所欲言的地方。我试着问他们问题，认真地倾听，帮助他们渡过生命中的难关。

我把蒂姆的照片放在办公室的抽屉里。有时，我会把它展示给我的咨询对象，对他们说："这个年轻人是我的一个朋友，他在遭受了很多不为人知的痛苦后自杀了。"我想让他们知道，我熟悉像他们一样有着类似问题的孩子，但我不认为他们也有自杀的想法。我告诉他们："我想确保你们的心理可以恢复健康。我从事这个行业就是为了帮助像你们这样的孩子。这样，你们就不必独自默默承受痛苦了。"

我也为因挚爱的亲友自杀而感受到创伤的青少年做心理咨询服务，试着帮他们把破碎的情感重新拼合起来。几年前，我为一个年轻人做了心理辅导，他最好的朋友死于自杀。他们在同一所中学上学，年龄也相仿，他的朋友于三年前自杀身亡。到现在，他仍然很沮丧。我给他看了蒂姆的照片，和他分享了我的故事，以及我是如何度过那段艰难岁月的。我能感觉到这对他来讲，是一个重要的时刻，因为他说，他觉得自己在和一个真正理解他经历的人说话。这似乎是他疗愈的转折点。

几年前，我在脸书上给蒂姆的母亲发了一条信息。多年来，我一直在犹豫要不要跟她联系，最终我写道："您好，我只想分享我的一个小故事，希望不会给您带来任何不必要的痛苦。有些伤口可能永远无法完全愈合，所以我把我的职业生涯献给了蒂姆这样的孩子，帮助他们走过生命中的难关，希望他们能得到帮助，治愈自己的心伤。"

杰夫说，蒂姆的妈妈看到这条信息后，马上就给他打了电话。她对杰夫说："我真的很高兴你给我留言。我仍然很想念蒂姆，这么多年来，失去蒂姆一直是我心头的一根刺。"她在电话中哭诉了几分钟，杰夫静静地听着。"现在我知道，蒂姆的去世让你有了前进的目标，你也帮助了其他处境类似的孩子，这让我很欣慰。"她说。

杰夫做的两件事帮助了蒂姆的母亲。首先，杰夫见证了她的哀伤。在这么多年之后，知道还有人关心儿子，这对她来说是很重要的。其次，杰夫分享了他是如何从蒂姆的不幸死亡中获得人生前行方向的，这对她来讲同样意义非凡。

我们中的大多数人都无法理解自杀的人到底在想些什么，这可能是因为我们相对健康，看待生活的方式比较积极，也没有受到抑郁症或其他精神疾病的困扰。我有一份保存多年的自杀笔记，我想这份笔记能让我们深刻地认识到那些可能会导致自杀的痛苦。当哀伤的人说"我就是不明白他为什么会自寻短见"时，以下这封信能帮助他们解开心中的疑惑。

　　亲爱的妈妈、爸爸、格雷戈里：
　　如果我这次能成功地离开人世间，我想让你们知道我真的很抱歉，但我对自己已经不抱任何希望了。我觉得自己无法摆脱生活的桎梏，被深深地困在了原地。我给自己的痛苦已经够多了，现在，我只想将自己从这痛苦的深渊中解放出来。我已经永远失去了我自己、我的灵魂和我的人生目标。我不知道什么是正确的。

我厌倦了如此消极的想法，无法摆脱这种痛苦的折磨。身处人群之中，我也会心惊胆战。我想过很多自杀的方法，但总是舍不得你们。我一直倾尽所能来对抗心中的恶魔，有时我觉得我还有希望，但后来，我开始怀疑自己无法做到。我知道这看起来是最懦弱的行为，很可能就是这样，但我真的觉得自己受到了伤害，这是我的错，跟其他人没有关系。我为给你们带来的一切感到抱歉，这对你们来说不公平，这种行为也不值得尊敬，但是我很软弱，我想我真的无法再坚持下去了。我希望如果我真的这么做了，上帝会理解我。我最大的损失就是失去了你们——我的家人，然而我不知道还有什么方法可以让事情变得好一些。我觉得所有的事情都很恶心，但我无法改变内心的感受。我很抱歉，妈妈。我爱你们所有人。现在是时候让我从这个星球上消失了，把我的灵魂从对自己的桎梏和对你们的折磨中解放出来。我希望我能尽书我心……愤怒、痛苦，我无法与现实建立联结，也无法使情况变得更好。

我只想得到爱。至少我现在是这种感觉，但爱已不再停驻在我的心间了。我害怕自己已经不值得被爱了。这不是我，我都不认识自己了。我已经尽力了，这不是任何人的错，而是我自己的问题。如果我能尽情表达我对你们的爱，我保证我一定会那样做的，但这件事除外，我会在心里那么做。我希望上帝照顾我，我希望上帝理解我、原谅我。我如此牵挂你们，所以我极力想活下来解决所有问题，但我的确做不到。我无法阻止能量的流逝，上帝已经帮不了我了。我觉得自己被困在原地，无能为力。我很难过，这辈子一事无成。我觉得在学业上，我也完全无能为力。对不起，我爱你们所有人。请原谅我。这不是你们任何人的错，只是我自己的问题。

爱你们的，

罗伯特

　　罗伯特自杀了，他的遗书中列举了导致他自杀的种种痛苦。他在信中对理想中的自己做了一番描摹，但他始终无法成为他想象的自己。我们看到了他的苦苦挣扎和挫败感，以及他对生活没有按他想要的方式发展的失望之情。对生活失去希望和信心就像一根线，贯穿了整封信，他为自己所做的这一切感到非常内疚。罗伯特在一天中内心经历的痛苦可能比我们许多人在一年内经历的还要多。他只想结束这水深火热的煎熬。然而，对于他狠心抛下的亲人，他留下了一条明确的信息，那就是他的自杀不应归咎于任何人。他的话让他们明白，痛苦才是他死亡的原因，而不是因为他们做了或没做的事。

　　而现在，因为他的父母允许我们将他的信公开，他的话也帮助到了其他有亲人自杀的家属，让他们明白自己不应该受到责备。罗伯特用这样的方式留下了一份礼物，使他的父母能够从痛失爱子的悲痛中得到一些有意义的东西。

有时生命意义的表达不循常规，出其不意。万达给我讲了一个故事，她从她养的猫萨曼莎的病开始讲起——萨曼莎被诊断患有鼻腔癌。

我们去看了一家兽医教学医院里的一位专家，有一段时间，萨曼莎治疗的效果还不错，但它的癌症来势凶猛，而且还在扩散。通常我会和丈夫一起带它去诊所，但是最后一次带萨曼莎看病时，只有我自己。以当时的情况看，对萨曼莎最好的决定就是对其实施安乐死，这让我伤心欲绝。

无论是在安乐死之前，还是在那之后，兽医克里斯蒂娜都一直陪伴着我。是她帮我做出了这个无比艰难的决定，这让我深受感动。她的善意对我帮助很大。但在接下来的几个月里，我仍然对萨曼莎的死感到非常悲痛，无法放下。然而，转念想到克里斯蒂娜的善良，我就由衷地感到欣慰。受此影响，在拿到了社会工作专业的硕士学位后，我决定再考一张兽医证，为小动物和照顾它们的主人提供帮助。

两年后，我想告诉克里斯蒂娜医生，她是多么可爱、善良、温柔，她曾给过我多少鼓舞。但当我去她的办公室看她时，工作人员告诉我，她已经不在那里工作了。

"她在哪里？"我问，"我想和她联系一下。"

　　工作人员说无可奉告，但是他的反应有些奇怪。我给他讲了克里斯蒂娜医生对我的关怀鼓舞，他开始痛哭起来。最后，他说："这件事我们不常对别人说，但克里斯蒂娜医生大约一年前自杀身亡了。"我很震惊，但他说对于一名兽医而言，这种死法并不罕见。

　　我做了一些研究，结果发现在美国一万名执业兽医中，每 6 个人中就有 1 个曾考虑过自杀（其中，男性占比 14.4%，女性占比 19.1%），这是全美自杀平均水平的 3 倍，与医学博士的自杀率相似。对于兽医来说，看到病患活着不断受罪，最后还难逃一死，是他们难以摆脱的心理阴影。

　　我决定帮助他们，于是我为当地的兽医成立了一个心理咨询支持小组。我试着与他们聊天，鼓励他们与其他兽医联系交流，而不是将自己孤立起来。我提醒他们，他们的这份工作对人们意义重大、至关重要。这就是我的生命意义，也是我送给克里斯蒂娜医生的一份礼物。

　　事实是残酷的：自杀身亡的人并不是因为我们做过或没有做一些事而死；他们是因为精神问题选择离开，痛苦的内心告诉他们，自杀是逃避痛苦的唯一方法。

　　我们应该以积极的方式生活，纪念逝者，并为有自杀倾向的人带来希望。所有的生命都有意义，不管它以何种方式终结。

第 8 章　我们只能对自己负责

仁慈些吧，
因为每个人都在经历一场一无所知的战争。
——佚名

　　在哀伤中，你渴望最亲密的亲友能够敏感地体察到你的感受，能够理解你的痛苦。有些人的确会不负所望，但还有一些人的表现似乎总是不尽如人意。你可以责骂他们，也可以接受他们本来的样子，无须过多指责。这是你必须要做出的选择，在我看来，这两者都是正常的态度，强求他人为你改变，只会导致更多的混乱。

　　听到有人对哀伤的人行为不当、言语粗鲁之类的事情时，我总是会问："这是他们第一次这样做吗？"答案通常是否定的。一个人的行为模式往往具有连贯性。你那位自以为是的母亲总是认为你失去的一切都与她有关；你那位争强好胜的朋友总认为他遭受的损失更大；你那位有控制欲的兄弟总是在告诉你如何解决问题。在处理这些复杂的人际关系时，我们的任务就是认清人们本来的样子，冷静下来，用一种超然的态度去决定如何回应。

佐伊曾是我辅导的一名女士。她告诉我，她的朋友竟然在她为姐姐去世而哀伤难过时，对她说了愚蠢的话。现在她们已形同陌路、互不理睬了。

"她说什么了？"我问。

"我姐姐死后，她说，'至少你再也不用生活在你姐姐的阴影之中了'。"

这听起来非常出人意料，让我不得不好奇之前发生过什么。于是，我问道："那你有没有对她说过，你时常觉得自己生活在姐姐的阴影之中？"

"好吧，我说过，那是我和姐姐之间一直以来都存在的问题。"

"你朋友以前说过什么蠢话吗？"

"说过，她总是有口无心，说话不经大脑。"

"你觉得她平时也经常说这种蠢话吗？"

"是的。但毕竟姐姐去世了，逝者为大。"

"我们都是瞬间变聪明的，对吗？"

她笑了，我也笑了。她醒悟过来了。人很难改变本性，别人不会因为我们的需要而改变自己。如果他们对我们至关重要、难以割舍，我们就会理解他们对我们情绪的疏忽。如果他们在我们心中并没有占到如此重要的位置，我们便可以考虑放弃与他们的友谊。

当然，有些关系是无法选择的，比如亲子关系。我们渴望看到家人在面对家庭变故时能够稳重自持、独当一面，但他们有可能会让我们一再失望。这时，我们需要试着从他们的角度出发，去了解他们的情况。我辅导过一对夫妇，他们的小女儿在一次漂流事故中不幸丧生。他们的大女儿布鲁克是个十几岁的孩子，她的母亲说她喜怒无常，她的父亲则说她非常叛逆。当他们在殡仪馆为小女儿做最后的告别时，布鲁克说她要去趟盥洗室。三十分钟后，她父亲找到她时，却发现她在外面一边抽烟，一边给朋友打电话。她的父亲为此火冒三丈，怒不可遏。葬礼结束后的三个晚上，布鲁克都偷偷溜出去见朋友，第二天早上还对父母撒谎。接下来的几周里，她一直如此，父母对她的行为震惊不已。他们简直不敢相信，布鲁克似乎对妹妹的离去无动于衷，对他们的悲痛漠不关心。

　　他们的小女儿去世两个月后，我在一个哀伤援助小组见到了这对夫妇，他们抱怨布鲁克的行为让他们有多么难过。我问他们，布鲁克在妹妹没死之前是不是也这么做。答案是肯定的，但他们希望此时一家人能够共渡难关，不幸可以让他们的关系更为紧密，并帮助布鲁克变得更好。

　　我说："你希望这次的不幸能把你的家庭变成一个充满温情的家庭。这是人们通常会抱有的一种幻想。我们常常错误地认为，死亡会促使我们快速成长，优化我们的性格，并创造机会，使一家人能够紧密地团结在一起。的确，死亡有时的确会产生这样的效果，但很多时候，它引发的情感剧变只是放大了我们内在的不成熟，而这种情况在青少年的身上尤其如此。青少年和某些成年人不知道该如何掌控自己的情感。在这种情况下，他们的情感可能极其复杂。也许布鲁克不知道该如何表达她的哀伤，或者她只知道用愤怒这一种方式来表达哀伤。也许她和妹妹之间有过争执，让她内疚不已。也许她不想让她的朋友看到她的伤心脆弱。她不想做任何改变，只想做平时那个叛逆的自己。也许她讨厌父母把所有注意力都放在了妹妹的身上，让她失去了父母的关爱。也许她认为和朋友们在一起会让她感觉好一点，还有很多其他的可能性。失去亲人是一股强大的力量，会对它触及的一切都有所影响。我们希望从中得到更多的关爱与同情，然而这种影响也包含了怨恨、控制和反抗行为。我们都在用自己的方式品味哀伤，不管这种方式是好还是坏。"

完成未竟的事业

如果我们能在死亡来临之前，用鞠躬的方式解决这一生的问题，那就太好了。不幸的是，现实生活并非如此。伊丽莎白·库伯勒-罗斯将此称为我们"未竟的事业"。挚爱之人的离世，常常会给我们留下未竟的事业——这些复杂的事情会让我们愤怒、内疚、后悔和相互指责。我们的这些感受可能是因为一些事情，近如昨天的争论，远如孩提时的琐事。牵涉其间的关系可能是紧张的，也可能是长期或永久的疏远。

当然，在亲人去世后，我们就再也没有办法改善这种复杂的关系了，未竟之事仍未竟。但如果我们知道这些和我们关系复杂的人即将走到生命的尽头，又该怎么做？这预示着我们既面临挑战，又面临机遇。我们想去见那个人最后一面，一笑泯恩仇吗？还是想保持距离，至死不相往来？如果我们真的去见对方了，会受到欢迎吗？

　　我就认识这样一对关系不太融洽的姐妹，她们的恩恩怨怨可以追溯到童年时期。罗谢尔的成绩很好，她乖巧懂事、遵守规则。而她的妹妹莉萨刚好相反，不仅成绩很差，而且十分叛逆，经常陷入麻烦之中。罗谢尔和莉萨经常吵架。罗谢尔对于妹妹让他们的生活如此艰难感到愤恨不已。一次，罗谢尔洗完车后，莉萨未经允许就把车开出门，结果撞坏了。她们之间就像油和水，难以融合，总是闹意见。

　　后来，罗谢尔上了大学，考进了医学院，并在那里遇到了她未来的丈夫。毕业之后，他们两个人都成了医生，生了三个孩子。他们在离罗谢尔父母不远的地方买了一座房子，享受着家人间的密切关系，夫妻二人在当地社区也很活跃。而莉萨没有考上大学。她一直梦想成为一名演员，于是她带着在百老汇演戏的梦想搬到了纽约。和许多梦想登上舞台的年轻女孩一样，她先当服务员来维持生计。但有一次，她被辞退了，迫不得已只能向父母借钱。罗谢尔知道这件事后告诉父母，他们应该断掉对莉萨的经济支援，这样她才能长大。

　　时光如水，转眼间，这两个女孩都已到而立之年。此时，罗谢尔已经是一位成功的医生；莉萨在百老汇演些小角色，似乎也终于作为一名演员站稳了脚跟。然而，这并未缓和她们之间的紧张关系。当姐妹二人聚在父母家里过圣诞节或感恩节时，罗谢尔总是看不惯莉萨的自我、任性，而莉萨则认为罗谢尔顽固不化、传统保守。她们尽量在家庭聚会中保持和气，但紧张气氛总是笼罩着大家。

之后，莉萨终于在百老汇的演出中出演主角，她的事业开始真正起飞了。几乎在同一时间，罗谢尔发现自己得了脑癌。她接受了化疗，知道自己命不久矣。罗谢尔确诊后，莉萨经常会回家陪陪她。一天，莉萨说："我真希望你能早日康复。你的孩子们需要妈妈，你的病人也需要你。将来，等你的身体恢复后，可以来看看我的演出。"

罗谢尔却爆发了，她对妹妹厉声说："你总是忘不了自己的演艺事业，是吧?!

莉萨被这番话深深地伤害了。她参加过罗谢尔的大学毕业典礼、医学院毕业典礼，出席过罗谢尔诊所的盛大开张仪式，她还和罗谢尔一起庆祝过孩子们的生日。莉萨觉得自己的生活终于有了些成就，想和姐姐分享，但罗谢尔对此并不感兴趣。尽管如此，莉萨每次演出结束后，还是会回到家里照顾罗谢尔。其间，罗谢尔的健康状况急剧恶化。莉萨每天都帮助照看罗谢尔的孩子们，并带罗谢尔去看医生。

当罗谢尔问莉萨为什么要这样做时，莉萨说："只因为你是我的姐姐。"八个月后，罗谢尔与世长辞。在罗谢尔去世后的几个月，莉萨的表姐去纽约看望她。她对莉萨说，她一直感到莉萨和罗谢尔之间的关系十分冷漠和疏离，很好奇为什么她们彼此难以相处。"我没想过让罗谢尔改变自己，"莉萨告诉表姐，"但她总是希望我变成她想象中的妹妹。我的表现令她失望，但我只是不甘于平静，想拥有更富创造力的生活。"

令表姐十分惊讶且感动的是，尽管她们之间矛盾不断、关系紧张，莉萨还是回家照顾姐姐。"你是怎么说服自己尽释前嫌去帮助她的？"

"没什么，我只是扮演了生活赋予我的角色。"莉萨说，"我在演戏和生活中学到，我的表现反映了我的性格。我的工作就是恰当应对生活中的各种情况和各色人物。对别人如何扮演自己的角色，我无从评价，我唯一的工作就是扮演好自己的角色。在姐姐生病时，陪伴在她身边，就是我想要做的。"

莉萨发现，面对生离死别，面对人生中最复杂、最令人沮丧的人际关系时，我们只能对自己的行为负责。罗谢尔的行为不是她所能控制和判断的。然而，她的行为则完全处于她自己的掌控之下，她为自己选择了一条对她而言正确的道路。

我相信莉萨的决定来源于她对生命的大智慧。当我们与和自己有复杂关系的人打交道时，往往会把注意力放在对方的反应上：如果我为他做了这件事，他会对我心存感激吗？我会得到相应的回报吗？或者他会拒绝我，给我带来伤害吗？我总是鼓励人们施恩莫望报，因为期望回报总会使人暗生怨恨。

对于如何处理复杂的关系，我们每个人都必须做出自己的选择。关系越复杂，选择就越困难。当死亡来临时，选择会变得更加困难。但有时候会更加容易，因为该做什么样的选择清晰明了。我想与母亲疏离多年的特丽莎可能就属于这种情况。

特教老师特丽莎的母亲患有精神病，所以她的童年时光分外艰难。母亲很想照顾她，但却因身体的缘故有心无力。回首往事，特丽莎回想说："如果是现在，我母亲会被诊断为双相障碍，但在那时候没人知道她得的是什么病。我的苦难从 6 岁就开始了。她在那时就厌恶我的存在，她会为哥哥买新衣服，却从不给我买。我被母亲完全忽视，整日蓬头垢面。有一次，一位亲人来访，母亲实在看不下去，就带我去买了衣服，还花钱让我剪了头发。母亲不但对我疏于照顾，还总是无缘无故地虐待我。作为一个孩子，我不会明白，母亲是因为患有精神疾病才如此对待我，我只会认为，如果我被这样虐待，那一定是因为自己做错了什么。"

我问她在小时候是怎么处理这种糟糕的情况的。

"我处理得并不好，"她说，"我 13 岁就开始抽烟喝酒，想让自己变得麻木。好在青春期的我没有陷入更多的麻烦之中。22 岁那年，我离开了家，只是偶尔会回去看看。"

"你母亲没有因此而怨恨你吗？"

"她的确对我有怨气，我也为此感到很痛苦，但母亲摧毁了我对人生的信心。我觉得只有尽量减少与她的接触，我才能过上有意义的生活。有几年时间，我每年都去看望她一次。有一次，她当着我的面狠狠地摔上门，拒我于门外。我后来打电话给她，她在电话中厉声辱骂我，说她有多么恨我。在那之后，我选择从生活中抹去母亲的痕迹。大家责怪我不去看望她，可谁又知道我经历了什么。从那时起，我便切断了与她的一切联系。"

"之后一点儿联系都没有了？"我接着问。

"我每年都会给她寄一张圣诞卡，因为我想这么做，我是为自己做。"

就像莉萨一样，特丽莎只对自己的行为负责。不管母亲怎样对待她，都没有影响她的行为。

特丽莎继续说："在那段我和母亲疏远的日子里，家人告诉我，母亲曾自杀过一次，人们发现时，她已处于昏迷状态。苏醒过来后，她开始信奉上帝。我想，她从中找到了生命的意义，她的身心有了皈依之处。但我并不想恢复我们的关系，因为过去的回忆实在太痛苦了。

"发现母亲身患癌症时，我已经二十多年没和她说过话了。我住在马萨诸塞州，在一所学校教书。经过一番深思熟虑后，我决定请假回到母亲住的威斯康星州，陪伴她度过人生最后的时光。当我来到母亲身边时，癌细胞已经扩散至她的全身，侵入了她的大脑。在我和她一起度过的那一周里，我们两人都没有讨论为什么这么多年都没有和彼此联络。我每天都和母亲在一起。一周后的一天，她在早上 7 点左右去世了。当时，除了我，房间里没有其他人。我握着她的手，轻轻地抚摸她的头。"

"你有什么感受？"我问。

"我的内心稍稍得到了一些平静。在她临终之际，我能够陪伴在侧，这对我来说意义十分重大。尽管在过去的二十多年里，我没有和她说过话，但是在她临终的那一刻，我感受到了她对我的爱。虽然她饱受精神疾病的折磨，但她还是尽了自己最大的努力扮演好母亲这个角色。她去世的时候，我的心智已经成熟。我明白，她对自己患有双相障碍这件事并没有选择权，她对待我的方式也不是因为不爱我，而是她的疾病所致。"

学会宽恕

能够放下心中芥蒂，宽宏大量地原谅曾经伤害过自己的人，对每个人来说都是一道难题。多年来，我们有可能在自己心中筑起层层屏障，受困于其中，止步不前。在悲痛时原谅他人是很困难的，因为并非所有的事都值得原谅，有些内心创伤可能终身难愈。

但对于哀伤的人来说，如果他们的生命正在被对另一个人的不满和怨恨所消耗，那么，宽恕对他们来说就是一份极好的礼物。

宽恕有很多种方式和类型，我通常会讨论以下三种可能的宽恕方式：

1. **间接宽恕**：你在内心宽恕了对方。
2. **直接宽恕**：对方向你寻求宽恕，你原谅了他。但问题是很少有人会这样做。
3. **有条件的宽恕**：对方请求宽恕，你可能会原谅他，也可能不会，这取决于很多因素。例如，你认为他是真诚的吗？他请求宽恕的举动及时吗？他们明白自己对你造成的痛苦吗？

在这三种宽恕方式中，我发现间接宽恕是最有效的，你不需要其他人（不管是生者还是逝者）的帮助就能自行完成。

我们可以学着原谅自己和那些曾经伤害过我们的人，不让别人的行为定义我们。当亲人被人杀害后，尽管我们很难宽恕杀人犯，但这也不是绝无可能。我辅导过一位女性，她的妹妹在十年前被人谋杀了。这件事毁了她的生活。凶手被判终身监禁，她也将自己困于心灵的牢笼，无法摆脱这件事给她带来的阴影。她不断地寻找摆脱痛苦的方法。我问她是否能原谅那个凶手，她回答说"不！绝不可能！"

我解释说，我所谓的宽恕并不是原谅对方所做的事。

"我永远不会宽恕他，我讨厌'宽恕'这个词。"她说。

有些人对"宽恕"这个词有负面的印象。如果是这样的话，我们可以用"放下"来代替"宽恕"。

我对她说："他一下子夺走了两条生命，这真是个悲剧。"

"不，他只杀死了我的妹妹。"

"是的，"我说，"但他同时也夺走了你的生命。如果我们换个说法，你不是宽恕他，而是放下他呢？他不应该在你的心灵和灵魂中占有一席之地，他一直在那里，既没有任何贡献，也不付出任何代价。他不配待在这个地方。"

"我从来没有这样想过。"她说。

"如果'宽恕'这个词也意味着断绝联系呢？"我说，"如果宽恕是为了与他的谋杀行为彻底分开呢？你应该得到自由，而不应再让他占据你生命中的任何时间。"

她静静地坐了很长时间，然后用一种新的语气说："你的这句话改变了我的一切。"

陷入怨恨的牢笼时，宽恕会打开我们的心扉。怨恨别人可能是对的，但我们永远不会因此而快乐。

当我们谈论起家人和朋友的过错时，你可能不会同意上述观点，并反驳说："你不知道他们对我做过些什么，他们的所作所为是不可原谅的。"如果你不肯原谅对方，那么，你对自己造成的伤害可能更深。痛苦怨恨就像每天吞下一匙毒药，日积月累，伤人至深。如果你囿于过去，就不可能得到真正的健康和自由。

我用以下四种方法来原谅对方：

1. 我把对方想象成刚出生的婴儿，生来无辜。
2. 我想象着在对方成长过程中，有人曾伤害过他。被伤害过的人往往更容易伤害别人，因为他就是这样被教导的。
3. 你可以原谅对方这个人，而不是他的行为本身。也许他在葬礼上说的蠢话确实让人觉得不可原谅，但你们还有二十年的友谊值得珍惜。
4. 我知道我也不是完人。

我经常用最后一个方法。我的一个朋友建议我为她所在的全国性组织做一次主题演讲。演讲的前一天晚上，我们一起吃饭时，我问她最近怎么样，她说："我难受极了。"她一直在与癌症斗争。

我说："我听说过你一直在做抗癌治疗。"

她说："是的，我打电话告诉过你。你说你会给我回电话的，但你再也没有打来过。"

我知道她所说的都是实话，也能想象得出这是怎么回事。我接了电话，听说了她患癌症的事。当时，我也许正在机场安检，或者在一个不方便接听这种电话的地方。我说我会回电话的，但之后就将这件事忘了。

我对自己的行为深表歉意。我并不是那种在得知朋友得了癌症时会忘记给他回电话的人，但我确实这么做了。当我认识到，我只是个普通人，也会犯错时，就可以将心比心，原谅别人的错误。

关于内心，我们能学到的最重要的一课，就是要明白每个人都在生命里倾尽所能地扮演好自己的角色。早上，没人会对着镜子说："我想我今天会成为一个真正的混蛋。"

但人们所拥有的理解力、意识和知识，只允许他们做到这个地步。这并不是说他们所有的行为都是可接受或可原谅的，但你耿耿于怀的事件已经结束了。也许已经过去很久了。记住，你的宽恕绝不是为了放过对方，而是为了放过你自己，这将对你大有裨益。

放手是为了自己，你必须发自内心地拿出行动来，但并不是每个人都能做到这一点。金·戈德曼因其兄弟罗恩·戈德曼被辛普森谋杀而为世人所知。辛普森在刑事审判中被判无罪，在后来的民事审判中被判有罪。不久后，辛普森写了一本名为《如果我做了》的书。

我和金坐下来谈论了发生在她哥哥身上的那起毛骨悚然、众所周知的谋杀事件。尽管经历了这么多，她仍是一个坚强快乐的女子，有着一颗甜美、温柔的心。我们讨论了宽恕的概念。就像其他许多有亲人被害的家属一样，金感受到了舆论压力，人们要求金原谅一个完全没有悔意的人。

人们得知我们二人曾见面并且论及她哀伤的过往时，会对我说："她应该学会宽恕，然后继续前行。"

我经常会反问他们："你的亲人被人谋杀后，宽恕帮助了你，是吗？"

他们会说："不，我没有任何亲人被谋杀。"

"他们怎么去世的？"我问道。

他们常常会很快回答说："我没有亲人去世，我只是相信宽恕的力量罢了。"

我告诉他们，我也相信宽恕的力量，但说起来容易，做起来难。那些没有经历过她的苦难、没有感受过凶杀暴行的局外人可以轻易地说："她会再次快乐起来，并最终驱散内心的阴霾。"

金很快乐，因为她家庭美满，但她仍然想念她的哥哥，认为凶手不值得原谅。她说："我不想原谅，也没有在努力去原谅。我不打算宽恕凶手。"

具有讽刺意味的是，她收到了很多对她表示不满的邮件，这些人都在劝她大度、原谅凶手。

负罪感的煎熬

当那个与你积怨颇深、纠缠半生的人突然离世时，你就再也没有机会解决让你们变得疏远的问题，也再也没有机会说出未曾说出口的爱。这会使哀伤的过程变得特别难挨。一个叫萨莉的女人给我讲了她和哥哥之间一段错综复杂的关系。他们心中都爱着对方，却经常争执。小时候，他们经常闹意见；成年后，他们可以在争吵后的几天都不接对方的电话。有一次，他们又因为一件事情发生了分歧，萨莉三天没有回哥哥的电话。这只是一次寻常的意见分歧，和以往一样。她知道他们很快就会像往常一样和好。但是，她接到的下一通电话不是哥哥打来的，而是医生告知她，她的哥哥因心脏病突发去世了。突然之间，三天不接哥哥的电话成了她一生中做过的最糟糕的事情。在大脑的某个角落，她偏执地认为，是自己对哥哥的愤怒才导致了他的死亡。

　　我们都沉溺于这种不可思议的思维倾向中，那就是相信我们的思想和感情可以对外界产生不可忽视的影响。我让萨莉冷静地思考一下这件事情，之前他们也曾争执过很多次，没有一次导致哥哥的死亡，她自然意识到，哥哥的心脏病发作其实与她不回电话之间并没有关系，但这并不能消除她对他们离别前的最后一次谈话竟是那样不愉快的遗憾。当我们谈及她记忆中有关哥哥的其他片段时，她告诉了我许多他俩之间的亲密往事，以及他俩在一起度过的美好时光。在她离婚后，哥哥甚至邀请她加入自己的家庭旅行。"那时我感到迷茫，但哥哥知道，那次旅行是一个很好的机会，可以帮我放松下来，驱散离婚给我带来的阴影。"这些美好记忆有助于她把最后一次不愉快的争执置于漫漫的生命长河中，最终得以将它看作这段漫长复杂但实际手足相亲的关系中的一个插曲。

　　最近，我收到了一名叫卡罗尔的女士的来信，她在信中谈到在她女儿生命中的最后一天，她和正值青春期的女儿是如何度过的。因为家里洗衣机坏了，卡罗尔不得已带着女儿去了一家自助洗衣店。女儿是典型的青春期小孩，不停地抱怨说自己不得不牺牲周末的一部分时间，帮妈妈洗衣服。卡罗尔从小的生活环境并不富裕，家里没有洗衣机和烘干机，所以她在十几岁时，一直在自助洗衣店洗衣服。她觉得女儿太小题大做了，这让她怒火中烧，对女儿也失去了耐心。

卡罗尔冲女儿大喊道："你觉得我想在自助洗衣店洗衣服吗？你觉得这是我的乐趣吗？你还能表现得更娇生惯养一点儿吗？"

卡罗尔当时本可以不理女儿，她本可以等到四下无人时再告诉女儿，她认为这种行为是多么不得体，但她勃然大怒。于是，女儿也被她点燃了怒火。

"我走了！"她女儿说完，冲出了自助洗衣店。对大多数人来说，这听起来像是经常会发生在青少年身上的一幕，通常会以女孩后来偷偷溜回家，母亲给予适当的惩罚而告终。但卡罗尔的故事并不是这样结束的：她女儿离开后，遇到了一些朋友，他们借了一辆车开出去玩，而她的女儿在随后的车祸中丧生了。

事情发生后，卡罗尔内心的悔恨无时无刻不在折磨着她。"为什么我当时不能无视她的行为？为什么我没有意识到孩子们有时就是会那样做？为什么我要在公共场合羞辱她？如果我没有发脾气的话，她肯定还活着！"

这两个故事都说明了一个道理，如果某人的死亡在一段关系得到修复之前不期而至，活着的人往往会产生罪恶感。这种复杂的关系使人们的内心备受煎熬。我会请这类哀伤的人考虑一下奥卡姆剃刀定律，这是科学和哲学领域的一条定律，通常被描述为："最简单的答案往往是最正确的。"太多的假设是我们偏离了真实情况的表现。我工作的一部分是帮助人们理解事件简单真实的原因，而不是由假设推演而来的复杂虚假的原因。不接电话不会导致死亡，心脏病才会导致死亡——这是一个简单的事实。当他们意识到亲人的死亡并不是由自己造成的时，可能仍有内疚感，需要从与之错综复杂的关系中解脱出来。我建议用两种不同的方法来处理这种情况下产生的内疚感。

我会让哀伤之人闭上眼睛，想象他们所爱的人身在一个更健康、更快乐的时刻。我请他们想一想他们所爱的人是多么善良。萨莉可能会对哥哥说："对不起，我没接你的电话。但我爱你，我从没想过伤害你或者忽视你。"我可以让卡罗尔对她的女儿说："很抱歉，我在自助洗衣店对你发火了。但是我爱你，我从来没有让你难堪的意思。"我相信，如果你真心地说对不起，你爱的人就能从心里感受到这份歉意。

摆脱罪恶感的另一种选择是"现在就补偿"。从现在开始就采取你希望你当时本该采取的行动，并在你余生与其他人的互动中一直这样做。

下面是一个模板，你可以用你自己的话来设定属于你自己的补偿。

> 我对（母亲、兄弟、丈夫等）的补偿是：我会/不会（做预定的行动）。这将是我的补偿，是我用行动表达的歉意。

例如，我会让萨莉说："我对哥哥的补偿是，在和其他人争吵之后，我一定会接听对方的电话。这将是我的补偿，是我用行动表达的歉意。"也许卡罗尔可以说："我对女儿的补偿是，我再也不会在公众场合对任何人发火。这将是我的补偿，是我用行动表达的歉意。"如果你从未对你死去的亲人表露爱意，那么你可能会说："我现在的补偿是，每当我爱着一个人，我会马上告诉他。这将是我的补偿，是我用行动表达的歉意。"一旦我们能够恰当地处理心中的内疚，现在就做出补偿，我们就可以结束这种复杂的情感，开始真正纯粹地为逝者而悲痛。

真实的悼词

在现代社会里，我们逐渐失去了一些重要的传统习俗。但讣告与悼词是我们最后的机会，让我们可以公开告别那些在我们的生命中留下痕迹、与我们有爱恨纠缠的人。我们倾向于把死去的人理想化，比如我有一位朋友，她为她母亲写了一篇充满爱意的悼词，然而她母亲并非她描述的那样容光焕发、温柔慈爱。我经常看到神职人员为一些素不相识的人主持葬礼。弗兰克死后，他的遗孀说，这真是一个美好的仪式，但遗憾的是，悼词的描述与弗兰克并不相符。最令人难以忘怀、感慨万千的葬礼，应该能够全面概括人的一生，既描述美好的过往，也不避讳瑕疵的部分。通常，一个人的性格缺陷——固执、任性、傲慢、浮夸、震慑、叛逆、破坏规则等，也是使他区别于众人的一部分。最好的悼词总是能兼顾亡者个性的方方面面，而不是把他描述成一个温和无害的天使。

我们写讣告的时候也是这样。我认识 35 年的一位老友总是说她的父亲是个浑蛋。根据她之前的讲述，很明显，她的话不无道理。但她从未断绝与父亲的联系。她经常去看望父亲，在父亲临终时也陪伴在侧。在那之后，她为父亲写了一篇充满溢美之词的讣告，通过描述父亲丰富多彩、富于冒险的一生来向父亲表达敬意。她还在文中暗示，父亲是一个很难相处的人，她父亲也确实很难相处。这种真实性会让我们在哀伤中产生共鸣。

这份讣告见证了那个曾经存在的真实的人，以及他们之间复杂而又真实的关系。写讣告可以让我这位朋友回顾和见证父亲生活中的点点滴滴，而非只记得父亲不好的一面。

我见过很多家庭聚集在桌旁，想要拟定一份能反映去世亲人的本质的讣告。我们是否应该在讣告中写上他永远记不住笑话的结尾？或者孩子们快把他逼疯了，他很高兴自己没有一个孩子？我们应该说出她心中有杆秤，你在她心中占多大分量取决于你最近的表现吗？

讣告可以像本人一样令人印象深刻、难以忘怀，尤其是当这些讣告能准确体现离世之人的独特之处时。以女演员伊娃·威瑟斯在《纽约时报》上的讣告为例："如果托尼奖有最佳候补演员奖，那么，伊娃·威瑟斯在百老汇近三十年的演员生涯里很可能多次获奖。她曾出演多部百老汇音乐剧的首轮演出，如《天上人间》《俄克拉荷马》《红男绿女》等，但却从来没有饰演过剧中的主角。"

讣告接着描述了威瑟斯是如何成为第一个一天内玩转两个热门音乐剧的女演员的。她可以下午出演《天上人间》，晚上再马不停蹄地赶去出演《俄克拉荷马》，这对她来说驾轻就熟，完全没有任何问题。

幽默可以甜蜜地提醒人们，逝者在生前死后留给世人的印象。我最喜欢的一则讣告是写给一位名叫斯科特的男性的，他被描述为"一个风趣幽默、善良温和、富有爱心的男人"。我们很容易理解为什么他的家人在写讣告时会带有一点儿幽默感。

讣告上说斯科特一辈子都是个橄榄球迷。他爱克利夫兰布朗队，他曾"恭敬地邀请六位来自克利夫兰布朗队的球员为他送葬，这样布朗队就可以让他最后一次失望了"。讣告末尾说，他希望家人和朋友能穿上克利夫兰布朗队的队服来参加葬礼，表达对他的怀念。

幸运的是，如今，讣告仍然能见诸报端和网络。但近来，它们常常被社交辞令所取代。简短的声明之后是一长串类似于"为你失去亲人感到遗憾"之类的评论，这些评论过分简单，根本无法概括一个人完整而丰富的一生。

一位女士分享说，看过朋友在社交媒体上发布的照片和朋友对自己尝过的无数美食详尽的点评后，再写下"为你失去亲人感到遗憾"这样的评论未免太过苍白。直面亲友的死亡时，我们永远都无法真实反映死亡给我们带来的损失之重。鉴于此，我们就不能用陈词滥调来表示对逝者的无限敬意。

第9章 丧子之痛

失去丈夫的女性被称为"寡妇"，
失去妻子的男性被称为"鳏夫"，
失去父母的孩子被称为"孤儿"。
但是，失去孩子的父母却没有任何称谓。
失去你的孩子，你，将一无所有。

——田纳西·威廉姆斯

芭芭拉·布什嫁给了一位美国总统（老布什），还是另一位美国总统（小布什）的母亲。她曾说，她不惧死亡的来临。这可能是因为她早年曾直面生死，有过悲痛欲绝的人生经历。1953年，她和丈夫乔治·布什搬到得克萨斯州米德兰市不久，他们3岁的女儿罗宾就抱怨时常感到疲倦。这十分令人担忧。罗宾作为他们唯一的女儿，非常受宠。以前，她和哥哥乔治、弟弟杰布一样活泼好动。芭芭拉带她去看了儿科医生，医生给她做了些检查。

几天后，医生给布什一家打电话。诊断结果有如晴天霹雳，让一家人措手不及。罗宾得了白血病。老布什在1994年出版的回忆录中写道，医生的建议是："不要告诉任何人，回家去吧，忘记罗宾的病，让她最后的日子在爱中快乐地度过。最后的时刻很快会到来。"七个月后，罗宾在父母的陪伴下去世了。芭芭拉最后一次梳理了女儿的头发并紧紧地拥抱了她。

老布什夫妇把女儿埋葬在康涅狄格州格林尼治的家族墓地里。2000 年，他们把罗宾的遗体迁到位于得克萨斯州乔治·布什图书馆的墓地。老布什夫妇后来也安葬于此。六十多年来，老布什夫人一直对女儿罗宾念念不忘，时常谈及她。这位第一夫人在生命的最后一刻来临时，喃喃低语，说她期待着与罗宾再次相会。芭芭拉拥有深爱她的五个子女、十四个孙子孙女、七个曾孙子曾孙女和已经 73 岁的丈夫，但失去的女儿罗宾从未远离她的心。

子女的死亡是人经历的最具挑战性的事件之一。我的儿子戴维死后，我想到了所有我曾安慰劝解过的哀伤的父母。他们惨痛的人生损失让我流泪，我也对他们在如此经历后仍能鼓起勇气继续努力生活下去感到由衷的钦佩。我常常和他们坐在一起品味痛苦，倾听他们的诉说。我当时以为自己真的理解他们。然而，当我自己也承受过丧子之痛后，我想给那些父母写封短信，告诉他们："我很抱歉，我不知道你们原来这么痛苦。"

我的朋友安给我讲了她儿子吉姆去世的经历。吉姆 20 岁那年，从大学回家过圣诞节，在计划返校的那天生病了。安说：

　　　　当时，我在医院工作。我回到家时，吉姆抱怨他头疼欲裂。我让他说说是怎样的疼法，但他只是不断重复说头疼得要命。我给他吃了止痛药，但他的病情有继续恶化的迹象。我以为他被我丈夫的感冒传染了。

那天晚上吉姆在房间里看橄榄球赛。半夜他起床时，我能听到他在卫生间里呕吐的声音。我不放心，去看了看他，发现他有类似中风的症状。于是我拨打了911，医护人员迅速把他送到了医院。吉姆在去医院的路上开始失去知觉。我们到医院时，医生不得不给他用上呼吸机。他们给吉姆做了一次脑扫描，告诉我们，吉姆的脑出血在大脑的底部，他们无能为力了。吉姆的大脑已经失去了功能，我可以从他那失神的眼睛里看出来。

医生给我们看了吉姆的扫描和检查结果，已经救不活了，我们能做的只是尽可能延长他离开的时间。在吉姆生命的最后一天，一位护士问我是否想再抱抱我的儿子。她让我靠在床边。我把头放在吉姆的胸口上，倾听他的心跳。那是我从第一次超声产检起就听过无数次的心跳。那一刻对我来说意义非凡，也是莫大的安慰。我禁不住泪流满面。儿子走后，我们就按照他生前的意愿捐献了他的器官。

十一个月后，正当我为儿子的思念之情抓狂时，忽然收到了来自芝加哥的一名叫德里克的男士的信。从信中，我得知他之前患有心肌病，这种病会使他的心脏机能越来越弱。但他很幸运地得到了吉姆捐献的心脏和肺。他想感谢我们的救命之恩。于是我们开始相互通信，最后决定见见对方。当我们去看德里克时，我随身带了一个听诊器，我请求德里克让我听听心跳的声音。再次听到儿子的心跳声，纵使它在别人的身体里，对我来说也是一种安慰，这对我丈夫和我都很有意义。知道吉姆的生命仍以某种形式在物质世界里延续，我们都感到非常欣慰。通过捐献器官的方式，吉姆去世后又给别人带来了新生，也为自己的生命创造了新的意义和价值。

现在，每逢假期，德里克就会来信问候我们。我也和其他失去孩子的父母交谈过——他们大都心碎欲绝、痛苦难当。他们问我，为什么我没有被吉姆的离开打倒。我告诉他们，吉姆的生命是有意义的，尽管他的人生如此短暂。也许他在人世的时间已经到了吧。能够在儿子临终时陪伴在他身边，这是上天赠予我的礼物。我依然爱他，永远爱他。

我的心中仍有无法愈合的伤口。我还是很想抚摸儿子的头发，也常常幻想如果他活着会变成什么样。但我想，我已经看到了——他是个宽容大度的人，他有为他人服务的精神，他头脑灵敏、记忆超群。我原以为自己的生命已至绝境。但当我继续前行，一路走下来后，我才发现生命的意义远超我的想象。很多人因为孩子不在了就关闭心门，但我不会那样做，吉姆也不会允许我那样做的。

我有一个朋友叫桑吉·斯科特，她为一些病重的艾滋病患者提供咨询服务，这些患者大多数是年轻人，因此她常常感叹，白发人送黑发人是多么令人痛心。历史上，战争往往是年轻人的最大杀手，但近几十年来，艾滋病和毒品也让很多年轻的生命骤然逝去。

年轻人的离世总是很难让人接受。大家都认为，孩子不应该走在父母前面，不应该让父母忍受白发人送黑发人的痛苦。我也从来没见过有人能为此找到一个很好的理由。为什么我们要生活在一个会有年轻人死去的世界里？失去孩子不是人间最残忍的事吗？

有的宗教认为，孩子是圣贤的化身，他们的早逝是为了让我们明白世事无常。我希望我能以一种释然的方式学会人生的这一课。

究竟是谁之过？

我们总是试图找到死亡的原因，总是试图给自己讲一个故事，帮助自己理解死亡。我之前讨论过这一点。我们对死亡的原因刨根问底，部分是因为，我们认为如果能知道导致死亡的因素是什么，就可以防患于未然。几年前我在急诊室工作时懂得了这个道理。当那些重大交通事故中的伤者被送来急救时，医生和护士总是循例询问急救护理人员："他们系安全带了吗？"我相信，大家潜意识里都认为，如果没系安全带，那么他们的死亡就是自作自受；但如果系了安全带，我们就能够保证自己的安全，死亡就不能随意袭击我们。但实际上，生死无常。

在多年的哀伤辅导工作中，我也曾多次涉身其中，陪伴逝者家属度过那些可怕的灾难。失去亲人的家属常常想知道亲人死亡的原因，他们想搞明白亲人的死究竟该归咎于谁。我们提供灾难咨询时，经常以"泰坦尼克"号的沉船事件为例进行解释。"泰坦尼克"号的沉没绝不是单一因素的结果，而是一连串事件的产物。这艘巨轮试图在航行速度上创造横渡大西洋的最新纪录。如果它能航行得慢一点儿，人们就有足够的时间来避免事故发生。驾驶室里本该有的双筒望远镜也不见了。如果它们还在原位，船上机组人员就会提前发现由反常天气造成的大量冰山。如果少一点儿冰山，船就不会撞到它们。如果货舱有天花板隔断，流入的水就可以被控制住。最重要的是，如果有足够的救生艇，更多的人就可以获救。如果这些因素中有任何一个改变了，也许船上的每个人都可以获救。

当孩子骤然离世后，"谁该受到责备"（通常是自责）的问题就显得尤为迫切。父母觉得他们对发生在孩子身上的一切负有不可推卸的责任。哀伤不已的父母都可能会有一些想法萦绕心头，他们充满内疚，在深夜难以入睡。这些想法可以归结为：如果我能成为更好的父母，我的孩子说不定还活着。事实上，他们中大多数都是出色的父母，但他们觉得自己做得还不够。他们认为自己本应该更早发现孩子的病症，更早带孩子去看病，或者找到能治愈孩子疾病的神奇药物。如果孩子死于自杀或吸毒，他们就认为自己应该想尽一切办法——带孩子治疗、咨询甚至强制孩子住院，他们应该尽力帮助孩子应对问题。他们认为自己本可以做更多。

我们很难接受孩子早逝的事实，即使我们尽了最大努力，仍无法避开死神的追杀。优秀的父母的孩子也有可能早夭，这不是任何人的错。但我们已经习惯了为子女身上发生的一切负责，我们认为自己本可以做更多的努力改变最终的结果。事实上，这个问题永远不会有令人满意的答案。

如果你的孩子已经去世了，你可以按照自己的节奏缅怀孩子的逝去，而不应该让哀痛将你消耗殆尽。你不必在痛苦和哀伤中退出这个世界，你可以用所有的爱重新融入你的人生角色，去关爱其他的孩子、你的家人和朋友。然后，你需要思考如何从这份失去中找到生命的意义。许多丧子的父母告诉我，他们就是这样活下来的。而现在，我可以用自己的亲身经历告诉你这一点。

　　有些人会说，他们不想在失去中找到生命的意义。他们认为悲剧就是悲剧，为悲剧寻找意义就像给它涂上一层糖衣，他们不想这样做。我想他们是在担心，如果他们不再痛苦，就会失去与所爱之人的联结。所以我提醒他们，痛苦是他们自己的，没有人可以将痛苦带走。但如果能找到一种方式，通过寻找生命的意义来释放痛苦，他们仍然会与自己的孩子保持深厚的联结，保持爱的联结。就像折断的骨头愈合后会变得更坚硬一样，他们的爱也会因为经历过伤痛而更加浓烈。

不同步的哀伤

　　孩子的去世让人心碎，这种痛苦令人难以承受，甚至可能导致一段婚姻的结束。我们都听说过很多夫妻在失去孩子后，婚姻也走到了尽头。此类统计数据十分惊人，但我并不认为是孩子的死亡导致了婚姻的结束。我认为失去子女的夫妻之所以会离婚，是因为他们对彼此的评价不同，他们未能分享相同的感受，各自表达哀伤的方式也不尽相同。

　　这太让人困惑了，因为婚姻中的两人确信他们非常了解彼此，确信自己了解对方表达哀伤的方式，但事实上，他们可能会震惊地发现，配偶的表现与他们的预期大相径庭。也许一方的哀伤耗时良久，另一方则能较快走出哀伤；也许一方需要连续几个小时诉说丧子之痛，而另一方却根本不想谈孩子的死，以免触及心伤；也许一方会与其他承受丧子之痛的父母抱团取暖，相互扶持，一起分享彼此的哀痛之情，而另一方可能沉浸在悲痛之中，根本不想听到任何关于其他人的过往。

我提醒这些夫妻，他们现在唯一的任务就是处理好自己的哀伤，不应干涉配偶处理哀伤的方式。记住，哀伤发乎内心，哀悼只是外在的表现形式。这对我们正确地对待自己和他人的哀伤大有裨益。尽管我们从心里非常想帮助他们，但我们必须明白，只有他们自己才能解开内心的疙瘩。父母与每个孩子的关系不一样，他们表达感情的方式也不尽相同，他们在哀伤中也会有不同的情感体验。处理哀伤的方式没有优劣之分。

琼告诉我，她的儿子马蒂两年半前不幸得了癌症。马蒂一直在家中接受治疗，去世时年仅 26 岁。琼对我说："我觉得，如果我让马蒂在这两年半的日子里去做他想做的事，他可以过得更有意义，但他只是无所事事地待在家里。我常常为此感到非常内疚。"

琼的丈夫拉里打断她："别这么说，琼，你已经尽可能地让他感到身心舒适了。在他最后的日子里，你一直陪伴在他的身边，这正是他想要的。"随着谈话的深入，我了解到了琼内心的想法。她显然对那些年来她无法为马蒂做到的事耿耿于怀、备受折磨，而拉里似乎不理解她为何要这样自我折磨，这也让琼痛苦万分。琼固执地相信，如果她是一个更负责任的母亲，就不会让马蒂将生命的最后几年浪费（所谓"浪费"是她的观点）在看电视和玩电子游戏上。但拉里不这么看。他认为琼是一位无微不至、温柔慈爱的母亲。他不断地告诉琼，她必须停止自责。我们聊了一会儿后，我对琼说，你的儿子只有 23 岁，还是一个年轻人，他已经做了他想做的事情——他在生病期间，生活在一个母亲为他创造的温馨安全的家里，用年轻人喜欢的娱乐方式让自己得到了消遣和娱乐。我告诉琼，我认为她是个了不起的母亲。听到这番话，琼感到了些许安慰。但我还是担心她与丈夫会有隔阂，因此我想帮助他们探索更合适的相处模式。

"我们聊聊拉里吧，"我说，"琼，当哀痛悔恨在你的脑海里反复翻腾，拉里却劝你别这么想时，你感觉如何？"

"就好像我被独自遗忘在哀伤里了一样。"

"拉里，现在你明白琼为什么会觉得自己被抛弃了吗？你是故意那样做的吗？"

他回答说："当然不是。"

"你当然绝无此意。但你不知道琼在经历什么苦楚，轻易劝说她不要再折磨自己，实际上是忽视了她的感情，让她觉得自己被抛弃了。拉里，你的儿子不幸离你们而去，我相信这对你和琼来说都是毁灭性的打击。你可能也觉得自己孤立无援、无人理解，因为琼把所有的情感都集中在了马蒂身上，忽略了你的感受，剥夺了本应属于你的那份关注和爱。我们就是这样彼此渐行渐远的，即便本意并非如此。但是你们都没有错。你的内心空空荡荡、无所依傍，她又何尝不是。你们不能指望彼此在这样的痛苦中治愈对方，因此，你们必须做到尽量不去评判对方表达哀伤的方式。"

我解释说，这是因为每个人都需要通过自己独特的系统来获得内心的支持，而我会向他们提出相关问题，帮助他们决定如何创建这些系统。他们的哪位朋友有过失去亲人的经历，也许能理解他们的感受？谁曾安慰过他们？他们与哪些朋友更加亲密？他们有可以信赖的工作伙伴吗？他们想寻求专业咨询吗？他们有没有相关团体的支持？或者平时有没有兴趣相同的伙伴？"没有判断标准，"我说，"你可以用任何适用于你的方式来获得内心的支持。你们在一起的时候，可以出现在对方的生命里共担风雨，一起承担痛失爱子的哀伤，但不要去试图'改变'对方表达哀伤的方式。"

性爱经常是导致哀伤的父母发生冲突的根源。在痛失爱子后，夫妻中的一方可能会想尝试发生性关系，而另一方则可能认为孩子尸骨未寒，现在发生性关系还为时过早，或是没有心情去做这件事。丽贝卡说，他们的孩子刚刚离去一周，她的丈夫蒂姆就说想与她做爱，这在她心里掀起了巨大的波澜。她痛斥丈夫："我们的孩子才刚刚入土，你竟然想在这个时候寻欢作乐?！"

这是在我领导的一个哀伤援助小组里出现的案例。蒂姆解释说，性对他来说，是一种沟通方式，这种方式可以让他在迫切需要得到妻子的爱时，真真切切地感受到这份爱的存在。但对丽贝卡来说，任何能让她感到开心的事情都是犯罪——对她来说，只有停留在哀伤之中，才会让她感受到自己和孩子之间存在的丝丝缕缕的联结。另一位女士告诉我，当她和丈夫在婆婆死后尝试性爱后，她的丈夫在母亲去世后第一次崩溃哭泣。性爱释放了他的天性，并把他从哀伤中解脱了出来。我们无法概括性爱对人的意义，它可以表达热爱、创造、欢愉、联系、释放，对每个人都有不同的意义。在情绪剧烈波动的时期，性爱后一天的感受可能与前一天完全不同。

我还辅导过一对哀伤的夫妇，他们似乎陷入了交流的误区，无法从哀伤的深渊中走出来。女方告诉我，孩子死后，她在婚姻中感到非常孤独。她最近曾试图与丈夫发生性关系，来缓解难言的哀伤，但丈夫拒绝了她。

她丈夫打断了她："等一等，我一个半月前想和你上床，但当时你勃然大怒。"

"那时还太早。"她厉声说。

我让他们分开待在两个房间里，以便分别和他们交流。我向这位妻子解释说，失去孩子后的性生活令人困惑不已，你的丈夫不知道什么时候才是进行性生活的恰当时机。"一个半月以前，你可能觉得为时尚早，但现在他觉得太晚了。"她需要更坦诚地表达自己的感受，但不要意气用事、大发雷霆，这样他们就可以避免不必要的误解。我也跟丈夫说了类似的话。我对他解释说，他的妻子可能就想在那一刻做爱，而不是其他任何时候。之前妻子不想做爱并不是任何一方的错，而是因为两人在哀伤中的步调不一致。

我把他们带进同一个房间时告诉他们，当夫妻中的一方采取主动，想要接近对方，却得到负面反馈时，双方都会因此受伤，并退到各自内心的角落，独自舔舐伤口。但现在我能看到他们又开始尝试着接近对方。

"事实上，性已经成为横在你们之间无法回避的话题了，"我解释道，"这意味着你们会再次变得亲密，拥有性爱。对于性存在分歧，也是性即将到来的信号。基本原则是，如果你的另一半想做爱而你不想，你应该说，'我现在无法和你做爱，因为孩子的离去还是让我痛苦不已，但我还是爱你的'。你们两个必须达成一致，守护在对方身边，而不是当个逃兵，放弃对方。你们可以拥抱对方，作为一种享受当下、提供安慰和关爱的方式。这才是你们在哀伤时获得真正亲密关系的方法。然后，在未来的某个时刻，你们会自然而然地发生性行为。"

为人父母是一场永无止境的试炼

作为父母，我们在自己的孩子身上永远能找到说不完的话题。孩子成功，是我们夸夸其谈的资本；孩子失败，又成了我们抱怨发泄的对象。我们让孩子成了生活的重心。如果你的孩子不幸早逝，那么你会没完没了地提起，向别人袒露你的丧子之痛。你的家人和朋友可能会在一个月、三个月，甚至一年的时间内都认真倾听，但过了一段时间后，他们会劝你继续前进，拥抱新生活。

继续前进是可怕的，因为它让你觉得你会再一次痛失爱子。如何才能限制哀伤的时间？我们对此一无所知。大多数父母都不知道在承受过丧子之痛后还会有多少潜在的情况发生，它像一枚危险的地雷，随时都可能爆炸。

有人可能会问："你有几个孩子？"

你怎么回答？如果你的一个孩子已经死去，但还有一个或者更多的孩子还活着时，你算是有几个孩子？如果你的独生子死了，那你还算是父母吗？答案是肯定的——为人父母是一个从不间断、永无止境的过程，即使孩子离你而去，你仍是这个孩子的父母，你们的关系在孩子死后仍会持续下去。但你周遭的人可能不会这么认为，这可能会让你感到更加缺乏支持、孤立无援。这也就是为什么你需要找到理解你的人来倾诉丧子之痛，这对你来说是很重要的。

有一些哀伤援助小组专注于帮助痛失子女的父母，为他们提供一个可以畅所欲言的空间，在这里，哀伤的父母可以尽情分享孩子生前和死后的一些故事。我曾经参加过这样的一个小组，在组里，我看到人们袒露心声，直言不讳地谈论他们的痛苦，没有遮遮掩掩。没有人会质疑他们，指责他们长久的哀伤，因为房间里的父母都有相同的际遇，自然更能同病相怜，理解其他组员的感受。

在这些哀伤援助小组中，也有一种观点，即父母与死去的孩子之间的联结将永远存在。在我的线上哀伤援助小组中，一些父母经常会发布孩子的照片。他们可能会在孩子的生日或忌日，又或者平常的日子这么做，以示纪念。在这些援助小组外，这样的帖子并不多见。在社交平台上，你可能会看到某人英年早逝的母亲的照片，或是数十年前在战争中牺牲的军人父亲的照片，但你很少能找到一张已逝孩子的照片。这些父母已经从外界听到太多的信息，大家一致认为他们应该放下哀伤、再次前行，所以他们学会了克制和忍耐，把哀伤留给自己。令人遗憾的是，直到今天，这些父母仍在与社会固有的观点抗争，他们仍无法自由地表达哀伤之情。

按计划成长

　　成长是哀伤第六阶段的核心。在孩子死后，我们往往会觉得成长遥不可及。然而事实是，你的身体、你的灵魂、你的心智都是经过精心设计的，它可以让我们再次投入到鲜活的生命之中。北卡罗来纳大学的理查德·泰代斯基和劳伦斯·卡尔霍恩在 20 世纪 90 年代中期创造了"创伤后成长"这个概念。泰代斯基说："我们辅导失去孩子的父母们已超过十年的时间。我看到了他们如何帮助彼此，如何对其他痛失爱子的父母饱含同情，看到了他们多么渴望从自己的悲痛中振作起来，投身到改善造成他们孩子死亡的现状上来。他们不仅仅是为了满足自己，更是为了防止其他家庭遭遇他们经历的那种痛苦。这些父母眼界开阔、脚踏实地，他们很清楚自己的生活重点在哪里。"

　　泰代斯基和卡尔霍恩确定了人们在悲剧发生后成长的五种具体方式：

　　1. 他们的关系越来越牢固。

　　2. 他们发现了生活中的新目标。

　　3. 创伤帮他们找到了存在于内心的力量。

　　4. 他们的灵性加深了。

　　5. 他们开始重新欣赏生活。

　　另一个有益的观点是，父母只有通过照片或谈论过去所唤起的

记忆，才能彻底感知到自己与孩子的联结有多长久牢固。回忆就像
一块柔软的垫子，当你需要支持的时候，可以尽情地去依靠它。我
的儿子戴维的身影经常浮现在我的脑海中，我们彼此间的回忆就像
电影一样，反复重播，让我愈加珍惜。尽管失去儿子是不可挽回的
悲剧，但我仍在寻找生活的希望，试图一窥生命的奥义，等候明天
可能到来的曙光。

第 10 章　流产和婴儿早夭之痛

我走进录音室，谱写了一生中最哀伤的歌。

——碧昂斯

　　美国前第一夫人米歇尔·奥巴马曾经公开谈论过自己在一次流产后的"怅然若失、孤立无援"。她说："我感觉自己很失败。我并不知道流产那么普遍，因为我很少谈论这个话题。"二十年前她流产的时候确实如此，这种情况到现在仍未改变。我们为正确看待流产做得远远不够。词典里对流产的定义中经常出现"失败"这样的词。

　　结束自责的关键就是要了解流产和死亡的发生一样，并不是任何人的错。米歇尔说："我们沉浸在痛苦中，哀伤欲绝。我觉得作为女人，我们做得最不好的就是，我们没有分享自己身体的秘密和状况。"

　　流产和婴儿夭折经常被人们淡化。关于生命是如何开始的，本就有很多不同的看法，加之社会对流产、死胎和婴儿夭折的观点，失去孩子的痛苦愈加复杂。情感层面上，母亲在知道自己怀孕的那一刻就和胎儿之间建立了联结，期盼着孩子的到来。孩子的父亲也会跟尚未出生的宝宝产生同样的情感联结。但是如果出现意外情况，他们就需要面对失去孩子的现实。还没有和孩子问声好，又怎么跟孩子说再见？他们对意外情况感到哀伤难过，但是周围的人对他们的真实感受非常冷漠。

莫琳从来没有想过她会流产。她第一个儿子的怀孕和生产经历轻松、顺畅。所以再次怀孕的时候，她觉得也会像第一次一样顺利。她和我分享了她的经历。

我的大儿子吉米3岁了，我和丈夫知道我又怀上一个宝宝后非常兴奋。前几周，我感觉一切正常，但是八九周之后，我经常会在起床后头痛，眼前还会出现黑影。

医生让我到诊所做超声检查。当她告诉我没有听到胎儿的心跳时，我崩溃了。我对宝宝已经有了感情，我伤心地哭了起来，给我做检查的医生也不知该如何安慰我。之前检查时，她还经常和我聊宝宝的事。现在看到屏幕上的检测结果，她沉默了。

之后，我去了医院妇产科，医生让我躺在一个小房间里。护士进来，确认过我的个人信息后就离开了。很显然，护士也不知道该如何安慰我，她在妇产科工作，肯定见过其他女性经历这个过程。

之后又进来一名护士，我还在哭。我说："我现在不知道该怎么做。我要把宝宝埋葬吗？接下来会发生什么事？"

"胎儿现在还只是一些细胞，还没有成形。"护士实事求是地说。

我非常害怕。我为这个宝宝装修了房间，甚至改变了我的生活。这是生长在我身体里的一份挚爱。当护士告诉我会为我安排流产时，我又问："流产之后，孩子会怎么处理？"

"会作为医疗垃圾处理。"她说。

我虽然非常伤心，但是并没有把这件事告诉我的朋友们，尽管他们都知道我怀孕了。有一天，我带儿子去参加他朋友的生日聚会，我知道我的一些朋友也会在那里，这样就不得不告诉她们这个消息了。我不知道她们听到后会做何反应。生日聚会上，单独和朋友们在一起时，我忍不住哭了起来。朋友们都问我发生了什么事情。

我告诉她们我流产了。我说我不知道自己哪里做错了，她们都安慰我说不是因为我做错了什么，事情该发生的时候就会发生。她们当中很多人都有过流产的经历，知道我不是唯一一个有流产经历的，这让我感觉好了一些，但是我们为什么之前没有谈过这件事呢？之前我为什么不知道呢？

一位朋友说："这是一个不得不说的时候才会说起的话题。如果我们能够深入地聊聊这个话题，可能会好很多。"

对莫琳来说，和朋友聊聊她流产的事情很重要，这让她和朋友们建立起了一种联结。"这种可怕的经历居然能将我们联结在一起，确实有些怪异。"

看不见的伤痕

由流产的私密性和人们对此讳莫如深造成的痛苦，与婴儿早夭造成的痛苦都是不可估量的，这让女性本就不堪的哀伤更加难以承受。和唐娜·斯胡尔曼博士一次有关流产的谈话让我大开眼界，她是俄勒冈州波特兰市道吉悲痛儿童与家庭中心宣传与培训部门的高级主管，也是前执行董事。

唐娜说："我是 1991 年来到道吉中心工作的，人们经常问我，'你是不是经历过这样的痛苦，所以才从事了现在的工作？'

"我告诉他们，很多悲痛中心的领导都有过悲痛的人生经历，并推动着他们投身这项事业。但我没有这样的经历。我自愿加入这个机构，是因为这是一项高尚的事业。之前的董事离职后，我就申请了这份工作。

"在这工作的十年里，我从来没有想过我的家庭的悲痛经历。我长大后才知道，母亲在我之前还生过一个孩子，但这个孩子已经去世了。他们不允许我们提及此事。"

不知道出于什么原因，一天唐娜给母亲打了电话，问起了母亲夭折的孩子。

我不记得当时是出于什么原因，我就是想知道。我母亲是爱尔兰人，成长在一个信奉生活艰难、唯有自力更生的家庭。给她打电话的时候，我还有些担心。我知道她不会挂断我的电话，但我猜她可能会说："我不想聊这件事，已经过去很久了。"

我对她说："妈妈，我在思考你的生活。我不知道你是否想聊聊这件事，但是如果你愿意，我想听听关于你第一个孩子，也就是我姐姐的故事。"

三个小时后，我挂断电话。母亲讲了那段往事，之前从来没有人问过她。那是一段羞耻的过去。当时，母亲 18 岁，父亲 19 岁。孩子出生的时候，心脏露在身体外面，出生后五天就夭折了。之后，我的外公对我的父母说："我们把所有的事情都处理好了。"

直到现在，我母亲都不知道他们是怎么处理的。他们把这个只有五天大的宝宝埋了还是火化了？母亲不得而知。她说，她和我父亲再也没有提过他们的第一个孩子，之后，我的两个哥哥和我陆续出生了。

与母亲的那次通话开启的不仅仅是我们之间的一次对话，也是我无法用语言来界定的一次交流。那次谈话让我和母亲的关系更加亲近，把母亲当作一个也会受伤的普通人，而不仅仅是我的母亲，这对我来说意义重大。我可以想象到那个 18 岁的女孩独自为自己夭折的孩子黯然神伤，她找不到可以倾诉或者给予她帮助和爱的人。我们之间的对话打开了她的心。如今，她已经将近 90 岁了，住在一间公寓里。之后，她经常谈起那个早夭的孩子。母亲说，她一直想要减轻自己的痛苦，并从这件事情中发现生命的意义。她意识到，如果第一个女儿还活着，也许她就不会生下我了。

我的父母结婚四十年后离了婚。我问母亲是什么时候知道这段婚姻该结束了，她说："你想知道真相吗？"

"想。"

"对我来说，从医院回到家里，失去了第一个孩子，而我们再也不能够谈起这个孩子的时候，这段婚姻就已经结束了。"

她没有拿到孩子的出生证明，只拿到了孩子的死亡证明，就好像这个孩子不是她的孩子一样。她感到非常羞愧："我是一个 18 岁的健康女性，为什么会生下一个畸形的婴儿？你知道吗，这件事让我感到非常羞愧，就好像孩子的畸形是因为我。"

唐娜母亲的经历揭示了她的家庭因为这段经历而默默承受的苦痛和伤害，这个故事也揭示了缺少集体悼念的仪式给人带来的负面影响。

另外一位女士埃莉丝告诉了我二十年前一次流产经历给她带来的痛苦，直到今天她都很难告诉别人她曾经怀过孕。无法证明自己曾经怀过孕对她来说很痛苦，流产后她发现自己患上了严重的子宫内膜异位症，只能切除子宫，这意味着她再也不能拥有自己的孩子了。像唐娜的母亲一样，她没有拿到孩子的出生证明，甚至连孩子的死亡证明都没有拿到。她告诉我："如果一个孩子从没有在这个世界上呼吸过，甚至会被认为从来没有在这个世界上存在过。我们想要在报纸上发布一条流产的消息，但是报纸不允许我刊登孩子的讣告。"

除了一张超声图像，她没有任何她的孩子来过这个世界的证明。但她确实拥有一样东西，一样对她而言意义非凡的东西——她可以寄托哀思的墓地。"幸运的是，我住在印第安纳州，医院会为20周以上的流产胎儿举行葬礼。他们会将每一个流产的孩子放进棺材。我可以在公墓里看到埋葬杰夫的墓碑。

"在墓地，我会遇见和我有同样遭遇的女性。她们也和我一样备受煎熬。帮助她们、和她们聊聊我们共同的心路历程，给我们带来了意义和更多的联结。"

埃莉丝的话触及了我和很多在孕期或孩子未满周岁就夭折的女性的谈话中反复出现的一个主题，那就是这些母亲感觉自己和去世的孩子之间建立了联结，而且这种联结是长久性的。对埃莉丝来说，她因为严重的子宫内膜异位症再也不能拥有自己的孩子了，尽管过去了这么多年，母亲节对她来说仍然是种痛。"我是做过孩子的母亲还是没有做过孩子的母亲？当有人问到我这个问题，我总是回答说，'我是母亲，如果我的孩子活下来的话，我就是一个19岁孩子的母亲'。这些年来，她一直想象着孩子成长的各个阶段——会走路，会说第一句话，上幼儿园、小学、中学，学会开车，等等。"我的孩子如果还活着，应该高中毕业了！我这样想着，就好像我在心里把他抚养长大了一样。"

梅洛是我的同事。她早产下一个仅有24周、体重860克的女婴。虽然这个孩子在世界上停留的时间非常短暂，而且一直待在新生儿加护病房里，但是，梅洛和孩子至今仍保持着一种深深的联结。而她和丈夫都感到他们和女儿相伴虽短，却真的了解了彼此。

"女儿是我的真爱。看到她拼命想活下来的样子，真是太让人揪心了，但是这也让我深深地认识到生命的珍贵。每当我和丈夫走进病房，女儿的心跳就会加快，特别是她听到或者看到我们的时候。在她去世那天，她爸爸抚摸她的时候，她的小心脏跳动得更快了。我知道她想和我们在一起，想要活下来。她爱我们，我们也爱她。"

这是一种深刻且有意义的联结，不管多么短暂，女儿改变了梅洛。"我意识到我不能浑浑噩噩地度过这一生，我不能想当然地认为我可以随意浪费人生。当女儿在她爸爸的怀抱里去世的时候，我向她保证，此生我会尽最大的努力，让她为我感到骄傲。今天，我想提醒大家，生命是礼物，我们应该珍惜生命中的每一天。我们谁也不知道自己生命的期限，谁也不能从头来过，所以应该好好生活。

"之后我成立了一个机构，其使命就是帮助人们更好地生活。我想让人们明白，痛失亲人之后，我们还能继续生活。我们仍会对亲人的离世感到悲痛，也不会忘记这件事，但是要纪念留下来的这份爱，活出最有意义的人生。"

通过工作找到意义

有一次，我给专业人士做培训的时候，注意到一个叫尼古拉斯的年轻人记了很多笔记。吃午饭的时候，我问他："你是做什么工作的？"

"我是一名葬礼策划，刚刚从殡葬管理学校毕业。"

"祝贺你。你今天希望学到哪些内容？"

"我希望能更多地了解哀伤，以及失去亲人的感受。"

"是什么原因让你从事这个行业的？"我问道。

"上大学的时候，我在殡仪馆兼职。我本想从事技术方面的工作，但是后来我改变了想法。"

"想从事技术方面的工作到进入殡葬管理学校学习，确实是个非常大的转变。发生什么事情了？"

"我妻子怀了孕，但是后来她流产了。"说话的时候，他的眼里含着泪水。

"这对你来讲，肯定非常难过吧。"

"大家日常不会讨论这种事。"他说，"这也是我今天想来参加培训的原因。很少有人会说你刚刚说过的那些话。"

"'这对你来讲，肯定非常难过吧'这句话？"

"是的。很多人会觉得，对流产这件事，孩子的爸爸不会难过，而是把更多的关注放在孩子的妈妈身上。我妻子知道我有多盼望见到那个孩子。所以当人们告诉她，他们为她失去孩子而难过，忽略了我的时候，她就会在朋友面前握住我的手说，流产这件事对我们夫妻两个人来说都非常痛苦。"

"听起来，你有一个好妻子。"我说。

"是的。我们共担这份哀伤，我们两个人都明白失去孩子的那种痛苦，这也是我从事现在这份工作的原因。"

"你的工作都有哪些具体内容？"我问道。

"我在帮助有孩子流产或者孩子早夭的父母。我主要负责整理遗容。我会用我的技术让孩子看上去安详快乐，让他们在这个世界上留下最后的美好的形象。这些孩子的父母和他们相处的时间非常短暂，我希望孩子能给父母留下美好的回忆。当我让孩子的父母给孩子拿一身新衣服的时候，他们会感到非常惊讶。他们说，'你能给我的孩子穿上衣服吗？早产儿会不会太小，没法穿衣服？'我告诉他们，只管把衣服拿来就好，我可以给孩子穿上。"

我说："这太重要了，你还帮忙做其他事情吗？"

"我还可以做手印和脚印。孩子的家长可以把它们带回家，这也是孩子来到这个世界上的小小证明。"

尼古拉斯明白，婴儿早夭或者胎儿流产后，他们的父母会在回忆中寻找生命的意义，而这份回忆最好有一份实物证据。

医疗界的进步

即使是在护理行业工作的人也并非都真正了解，尊重父母和孩子之间的联结对孩子的父母来说是多么重要。最近几年，情况开始有所改变。娜奥米是一名护士，她曾经听过我的讲座。她跟我分享了她所在的医院是如何处理接近足月的胎儿流产、死胎和婴儿夭折的。过去，死胎或者刚刚出生不久就去世的婴儿遗体会被立刻清理掉。今天，很多医院会签订协议，允许孩子的父母和夭折的婴儿在一起待一段时间，可以是几个小时或几天，以留下父母和孩子共处的回忆。这听起来有些奇怪，但是如果父母未能拥有和已逝孩子相处的点点滴滴，那么他们的哀伤之情会非常复杂。所有的科室都会提供相机，让父母拍下孩子的照片。

另外一个问题是婴儿的尸体比成年人的腐败得更快，医院需要把孩子的遗体先送到太平间。现在，事情发生了非常大的变化，有一种新型的婴儿床，可以保存婴儿的遗体。这种婴儿床是一种小型的便携冷冻系统，可以将孩子的遗体放在漂亮的婴儿床里，让他待在家人身边。

娜奥米最近在工作中接触到了一对双胞胎的母亲汉娜。怀孕 28 周的时候，汉娜生下了威廉和迪伦。结果只有威廉活了下来，迪伦去世了。快乐和哀伤同时来临的时候可能会让人感到不知所措。威廉刚出生就被送到了新生儿加护病房，他要在加护病房待上几周，直到足够强壮再出院回家。而出生的时候就是死胎的迪伦被送进了产房，和汉娜待在一起。汉娜想给孩子洗澡、穿上衣服，但她的丈夫诺亚觉得这个想法很奇怪。

看到汉娜这样做的时候，诺亚感到非常不安。他对汉娜说："你应该关注我们活下来的宝宝威廉，不要再想这个孩子了。"

"不要再想了？"她说，"你就是这样看这件事情的？眼泪是因为伤心，不受理智的控制。我这么做与我怎么想无关，我就是需要做这件事。"诺亚的话惹哭了汉娜，医院的工作人员告诉诺亚，允许汉娜抒发对去世的孩子的感情非常重要。娜奥米解释说："对很多母亲来讲，抱抱孩子、与孩子身体接触非常有意义。给孩子穿上衣服、洗洗澡，是给她一个做母亲的机会。这是能让他们留下回忆的时刻。母亲沉浸在孩子出生的奇迹中，需要给她们时间接受残酷的事实。在父母接受这个现实之前，我们需要给他们时间。"

这番话让诺亚理解了妻子的反应，但是他想把放在家里的两张婴儿床拿走一张，以免让汉娜更加痛苦。他想在汉娜出院前把婴儿床拿走，但是医院的工作人员建议他先征求一下汉娜的意见。诺亚问妻子的时候，汉娜希望他不要撤掉婴儿床，迪伦虽然不在了，但她还是想留着他的婴儿床。

汉娜出院回到家后，诺亚问："现在我们能拿走婴儿床了吗？"

"还不行，我还需要几天。"汉娜说。

诺亚去新生儿加护病房看威廉的时候，对医院的工作人员说婴儿床还没有撤掉，他感觉非常烦躁。工作人员解释说，对汉娜而言，婴儿床是让孩子睡觉用的，她还没有准备好和孩子说再见。诺亚想知道他们还要看着那张空空的婴儿床多长时间，对他来说，这张空空的婴儿床只会让他心碎。

对汉娜来说，撤掉婴儿床的事情后来自然而然地发生了，而且这一过程对她来说意义重大。一天，她在新生儿加护病房，听到一位女士对护士说，她没有钱为早产的孩子买婴儿床。

"我可以给你一张婴儿床，"汉娜说，"我丈夫会很乐意把婴儿床送过来的。"他确实很乐意这样做。

第 11 章　精神疾病与成瘾导致的死亡

我的思想是一个坏邻居，我尽量避免单独与之交往。

——安妮·拉莫特

　　为什么我要把精神疾病和成瘾放在同一章？这是因为这两种疾病都发生在我们的大脑中，而且往往会在一个人身上同时出现。需要讲明一点，并不是每个成瘾的人都患有精神疾病，也不是每个患有精神疾病的人都会有成瘾症，但是，根据美国国家药物滥用研究所的数据，两者之间的确存在内在联系。患有精神疾病的人存在药物滥用问题的可能性是正常人的两倍。对此，医学上常用的术语是"双重诊断"。虽然它们的表现可能有所不同，但它们都是进行性疾病，如果没有得到妥善的治疗，病情就会恶化，甚至会死亡。

　　如果有人死于成瘾或精神疾病（包括导致自杀的精神疾病），人们就会对这个人妄下判断。他们经常会对这类死亡给出一些不恰当的评价，而这些话是他们永远也不会对因其他疾病去世的人说的，如表 11-1。

表 11-1

精神疾病和成瘾患者	生理性疾病患者
受到责备。	得到照顾。
被告知"你得自己克服它"。	被告知"你会得到支持的"。
被告知"那是你自己的责任"。	被告知"这不是你的问题，不要自责"。
被告知"别想得到关注"。	被告知"随时可以寻求帮助"。
因软弱懒惰而受到批评。	因坚强勇敢而受到赞扬。
被告知"不要如此自我放纵"。	被告知"前路艰辛，好自珍重"。
被告知"这不是你人生的必然选项"。	被告知"你没办法避免这件事的发生"。

事实上，我们对精神疾病和成瘾患者的评价是错误的。如果精神疾病患者可以阻止他脑中那些不断催促他伤害自己或他人的声音，他肯定会阻止的。如果一个人能够改变自己对毒品或者酒精成瘾的现状，他肯定也不会选择沉溺于酒精或毒品，特别是在他明白这可能会致死之后。

在我最近的一次演讲中，有人发表了大多数人都认同的一种观点：成瘾是一种选择。

我认为人们在毒品或酒精成瘾方面并不比在烟草和尼古丁成瘾方面有更多选择权。过去，如果有人得了肺癌，我们总是说，这是他们吸烟导致的。但现在，人们开始重新考虑这一观点的正确性。我 13 岁时开始吸烟。我看过的电影、电视广告以及高速公路广告牌都让我产生了同样的看法：吸烟是很酷的。于是，我开始吸烟。如今，二十七年过去了。我一次又一次地想戒烟，但都没有成功。

我不明白，一个像我这般有着清醒意识和坚定意志的人为什么不能戒掉这个坏习惯。几年前，我终于彻底戒了烟，但这场旷日持久的斗争让我认识到了成瘾的本质：人们的身体沉迷其中、不能自拔，社会和经济因素往往又加重了人们的沉迷。

美国癌症协会和其他机构对烟草公司巨头提起的一场重大诉讼，使我们了解到了烟草公司是如何鼓励人们吸烟的，尽管它们知道吸烟会给人带来诸多伤害。以下是一些相关事实：

- 奥驰亚集团、雷诺烟草公司、罗瑞拉德公司和菲利普莫里斯美国公司特意调整香烟的成分，使人们吸烟后更容易上瘾。
- 烟草公司在许多方面控制了香烟中的成瘾剂尼古丁对人体的影响，包括对过滤嘴的设计和对卷烟纸的选择，最大限度地促进了尼古丁的吸收。
- 当你吸烟时，尼古丁会改变你的大脑，使大脑对尼古丁产生依赖。这也就是为什么戒烟会这么难。

我们应当对自己的健康负责，但我也相信，我们不应该因为身染疾病而备受指责。在此我尤其想要强调的疾病是成瘾。如果我们所爱的人死于成瘾，公平地说，他们对自己的死亡也应负有一定责任，但他们并非罪魁祸首。那些大企业——换句话说，贪婪——在其中发挥了不容小觑的影响。我指的不仅是目前的尼古丁成瘾，还有当前的阿片类药物滥用的情况，包括处方止痛药、吗啡和芬太尼等合成阿片类药物。

我一直非常尊敬戴维·凯斯勒先生，他是美国食品与药品监督管理局的前负责人。他因反对烟草业和抗击肥胖而为人所知，他把公众的健康放在了首位。但在他离开美国食品与药品监督管理局后，强效止痛药的适用范围就扩大了。它不再像预期的那样，仅仅用于缓解短期疼痛。现在，有疼痛感的人都可以轻易买到这些药物。我只知道这些药物在临终关怀和姑息治疗中可以适当地用于患者，以减轻他们的痛苦。然而现在，这些药物被医生和患者普遍使用甚至过度使用。造化弄人。一个戴维·凯斯勒离开了美国食品与药品监督管理局，间接导致了我的儿子——另一个戴维·凯斯勒的死亡。

20 世纪 90 年代末，美国各大制药公司向医疗界保证，患者不会对阿片类止痛药成瘾，医生开始更频繁地开出此类处方。普渡制药公司便是其中一家供应商，该公司销售了价值数百亿美元的奥施康定，这是一种他们知道患者服用后会成瘾的阿片类止痛药。据估计，美国有超过 700 万人滥用了奥施康定，而在奥施康定滥用率最高的州，因吸食海洛因死亡的人数增长率也最高。造成这一结果的部分原因是，很多因服用奥施康定而成瘾的人在无法承受其价格持续上涨时，不得已转而吸食更便宜的阿片——海洛因。

在《时代》杂志 2018 年的一期特刊《鸦片日记》中，一名来自马萨诸塞州的吸毒者约翰描述了他是如何沦落到吸食海洛因的：

> 我是个瘾君子。我的工作是销售汽车。我赚了很多钱，年

薪高达 10 万美元。但我开始服用奥施康定，它给我带来了一种奇妙的感觉，让我欲罢不能。一开始我只是偶尔服用，但渐渐地，我想："如果我能在周末感受到这种美妙的感觉，为什么不能在平时再次体会这种无与伦比的感受呢？"后来，奥施康定的价格开始上涨，突然间，它的价格变成了 80 美元一粒。这时候，我已经养成了每天服用六到七片奥施康定的习惯，没有它我就下不了床。我知道海洛因也有类似的作用，但是，事情已经偏离了航线，无法挽回。阿片就是阿片。我不想自杀，我只是个瘾君子。

普渡制药公司和其他制药公司一样把利润看得比人的生命还要重。我认为，几十年后，当我们回首过去，人们对成瘾的看法将有极大的改变。考虑到还有多种因素会导致上瘾，如果把所有的责任都推到那些瘾君子身上，是个极为荒谬的错误。

与耻辱斗争

成瘾不应再被视为道德沦丧或意志薄弱的象征。这是一个医学问题，它是一种会导致身体状况逐渐恶化的慢性疾病，也是一种人类难以对抗的疾病，因为它涉及的药物会攻击使用者的大脑，而大脑正是帮助我们与其他危险抗争以求生存的重要器官。对于精神疾病也是同样的道理。我们无法让精神疾病或成瘾患者用大脑的意志力帮助自己康复，因为他们的大脑就是患病器官。正因为这些人无法采取解决问题所必需的行动，所以对他们来说，专业的救助是必不可少的。但这些专业救助往往很难找到，或者花费昂贵、效果不佳，甚至囊括了以上所有的缺点。即使是最有效的帮助也常常会功亏一篑，这也就是为什么人们在康复后经常再次复发，有时会死于用药过量或者自杀。成瘾和精神疾病是一种终身伤害，与之斗争将是一场旷日持久的艰苦战斗。

然而，遭遇这些痛苦的人仍然免不了承受附在这些疾病之上的污名。"这不是他们的错吗？这难道不是他们的选择吗？难道他们不能通过吃药或参加十二步项目来预防吗？"此类疑问层出不穷。而人们通常是在失去心爱的人后才会消除这样的疑问，他们这时更可能会说："我过去也同意人们固有的看法——他们有选择权，直到我目睹了哥哥是如何在这种可怕疾病的折磨下苦苦挣扎的，我才意识到这种说法根本不合理。"

各行各业的人都可能会遭受精神疾病和成瘾的折磨。那些因性虐待、童年被虐待和家庭暴力等多种因素而饱受创伤的受害者更是其中的高危人群。为国家在战争中浴血奋战的军人也会面临相同的问题。

米兰达对我讲述了她丈夫安迪的故事，安迪是一名老兵。"他经历过战时的悲剧，经常会谈到他目睹战争中死亡的情形。战争结束后，他因服用治疗背痛的药物而成瘾。"

她泪流满面地和我进一步分享了她丈夫的经历。

一开始用药时，我丈夫看起来还不错。他经营着家族企业，很能干，把生意打理得很好。然而，随着背部疼痛越来越严重，他开始变得疑神疑鬼，并开始加大药量。之后，他变得焦躁不安，会到处翻抽屉，还把沙发拉开，无缘无故翻遍家里所有的角落。在接下来的几年里，他的成瘾症越来越严重，我发现他会坐在桌子下面，说有人在追踪他、要迫害他。看到这个曾经坚强无比的男人被他的大脑弄得伤痕累累，我的心都碎了。他去过几家康复中心看病，曾经有一段时间摆脱了对药物的依赖，但后来他又忍不住开始吃药了。

有一天，我回到家，看到安迪吃药后极度兴奋，还把自己锁在了屋里。我打电话问康复中心负责安迪的顾问："我该怎么办？"

她说："收拾好他的行李，再来康复中心吧。"

我让安迪打开门，对他说："我想你得回到康复中心去。"

当我告诉顾问，安迪拒绝了这个提议时，顾问告诉我："如果安迪再不停止使用这类药物，他很快就会因此丧命。带他来医院吧。"

放下电话，我发现安迪赤身裸体地站在卧室里，他说他感觉到自己的身体在燃烧。他看上去异常兴奋。我说："我要送你去医院。"

他同意了，但当我帮他穿上短裤时，他突发疾病，失去了知觉。当医护人员把他抬上轮床上时，我的丈夫已经停止了心跳。年仅 37 岁的安迪就这样死于药物过量。

当时我只有 32 岁，我的生活因此发生了天翻地覆的变化。

我有两个孩子，一个 7 岁，一个 4 岁。在此之前，我是一位全职妈妈。起初，我去了镇上的一个咨询中心，那里有援助小组，可以为我和孩子们提供一些帮助。后来，我参加了酗酒者亲友互助联盟会（该组织为酗酒者和所有其他成瘾患者的家人和朋友提供支持）。我想改变我的生活，不仅为了我自己，也为了两个失去父亲的孩子。

我做的工作是很有意义的。在互助联盟，我开始理解我在安迪的问题中所起到的作用，但更重要的是，我看到了我没有做到的事。

在互助联盟中，他们谈到了"三大要点"。对于那些有亲人受成瘾问题困扰的家属来说，这三大要点可以帮助他们了解自己的责任范围：

1. 这种情况不是我们造成的。
2. 这种情况我们无法控制。
3. 我们无法治愈他们。

知道这一点至关重要，尤其是在亲人因成瘾而不幸去世后。虽然这不会改变已发生的事情，但有助于人们停止对自己的谴责。

米兰达继续说道：

虽然安迪和我谈过一些他当兵期间的经历，但我始终没有意识到他的身心受过怎样的重创。在他死后，我发现了多年来他一直保存着的一个储物柜，里面有一本日记，记载着他过去的点点滴滴。读过这些日记后，我才更加了解了他当时的遭遇。有一个故事在我脑海里不断闪现，让我印象深刻。当兵作战时，他曾目睹有人骑着自行车轧过像虾一样蜷缩着躺在街上的尸体。他深陷其中，无法将这悲惨的一幕从脑海中抹去。

我终于意识到安迪是死于精神疾病，这是他在战争中遭受的创伤造成的。他试图用酒精和阿片类药物减缓这种疼痛，然而它们带来的效用无法持续。了解到他成瘾的原因对我和孩子们意义重大，因为这意味着他们的父亲不是坏人，也不是失败者；相反，他是个勇敢无畏、曾为国家做出贡献的军人。我用这样的观点看他。是事实改变了一切。如果他在战场上中弹身亡，军队会颁给他一枚紫心勋章，以示嘉奖。然而他的致命伤口是以精神疾病和成瘾的方式呈现的，隐晦得难以被人发现。

安迪逝世一周年之际，我们聚集在他的墓前举行了一个仪式。每个人都回忆了他对我们的重要意义，我们将带着对他的怀念继续前行。我们在他的墓地上放了一个紫色花圈。那是我们——这些了解他的人——给他颁发的一枚紫心勋章。这就是我对安迪的看法——他理应获得一枚紫心勋章。正因为我们明白了他不是战争的受害者，而是一个无名英雄，才让我们从中找到了生命的意义。

拒绝附在成瘾与创伤之上的污名，使米兰达改变了她的认知，使她能够以更为客观公正的角度看待丈夫的行为。安迪的生命也因此有了真正的意义。现在，米兰达终于能够名正言顺地缅怀和追忆丈夫和他为国家所做的贡献了。

生命的意义无处不在

如果你所爱的人患有精神疾病或成瘾症时，你的哀伤之情往往早在对方去世之前就产生了。你会为未来不能与他共同生活而哀伤，会为他身上发生的可怕变化而哀伤，会为你看到的悲剧而哀伤。然而，有时即使身处痛苦之中，你和所爱的人仍能从中找到生命的意义。毕竟，能够与活着的亲友分享生命的意义，本身就是一份极为难得的礼物。

心理学家玛格丽特与我分享了她的经历：

我的姐姐辛西娅成年后一直受到精神分裂症的困扰。18 岁时，她在艺术学校上学。一天朋友开车送她回家时，她在汽车后座上突然失控了，开始厉声尖叫，号叫声惊扰了附近的人。突然间，她就什么人也不认识了，不停哭喊着要妈妈，但妈妈当时就在她身边。"你不是我妈妈！"她一遍又一遍地说。她不知道自己在哪里，也不知道发生了什么。当时我只有 13 岁，目睹了整件事，震惊不已。多年后，这件事仍对我有巨大的影响，它使我下定决心成为一名心理医生。

辛西娅精神崩溃后，住进了一家精神病院。她在那里待了很长时间，直到医生找到合适的治疗药物。辛西娅从精神病院出来后，看上去好多了，甚至在一家艺术用品店找到了一份工作。她利用业余时间上了大学，学习了自己喜欢的艺术和语言，并且遇到了她的丈夫——一位考古学教授。药物似乎控制住了她的病情，但她仍然受到精神分裂症的困扰。有一段时间，她的情况看起来不错。她和丈夫一起进行考古挖掘，并为文章、书籍和研究论文绘制插图。然而，她的丈夫从未赞美过她。几年后，他们离婚了。

从那以后，她的状态就开始走下坡路。辛西娅再也无法去工作，生活很贫困。有一天，她发现自己的乳房里有个肿块，但她没有告诉任何人，还拖着不去看病，因为她害怕医生会发现什么不好的迹象。当她终于决定去看医生的时候，已为时太晚，癌症已到了第四期。她无法独立照顾自己，于是搬来和我们夫妻俩一起生活。虽然我总是盼着姐姐来，但并没有想到会以这样的方式和她相处，这真让人心碎。姐姐知道自己将不久于人世。有一天她告诉我，她觉得自己的人生完全没有意义。

我告诉她，我不同意她的观点，她是我成为心理医生的原因。因为她，我才成了一名心理医生，所以她帮助了成千上万的人。这次谈话改变了她对生活的看法。以前她从不知道我是因为她才决定成为一名心理医生的，她从来没有想到过她对这个世界会有什么贡献。"也许我的生命终究是有意义的。"她对我说，而且看上去很高兴。

这种观念上的转变使她停止了胡思乱想，不再觉得自己虚度了生命。她因此能够稳下心神，安然面对即将到来的死亡。大约一个月后，她离开了人世，而我觉得我终于找回了姐姐，那才是我真正的姐姐，一个没有被疾病困扰的姐姐。

玛格丽特对姐姐的爱让她俩在姐姐生命的最后时刻都找到了各自人生的意义。可以理解的是，要给一个精神疾病或成瘾患者的家庭成员提供帮助，有时我们面临的挑战和困难会显得难以逾越。尤其在多次挽救亲人的生命之后，我们对他的同情与关爱也会渐渐消磨。

几年前，我的朋友贝丝向我吐露了她的愤怒之情。她一直都不得不为她那80岁的老父亲费心劳神，她父亲不久前又因为用药过量被送往医院用呼吸机抢救。她父亲患有双相障碍，长期有药物成瘾的问题。多年来，贝丝在父亲因用药过量而住院或精神崩溃后被关在精神科病房时，不得不多次乘飞机回家帮助父亲。

而这一次，贝丝自顾不暇。一年前，她与丈夫离婚了，现在，她正努力独自抚养三个年幼的孩子。

她说，"我接到父亲住院的电话时，泪流满面，以为他命不久矣。我准备乘最近的一班飞机回去探望他，后来我接到医院的电话，他们告诉我，父亲已经脱离了呼吸机，很可能会康复。我想，这又有什么意义呢？再过两个月，眼前的一幕又会重演，他又会用药过量或再次企图自杀。每当我这么想时，一股罪恶感就油然而生，然而，父亲这种情况的确是我这么多年来摆脱不掉的噩梦。现在，父亲似乎丧失了求生意志，这事就难办了。如果他都不在乎自己的生死，我为什么要在乎他是生是死呢？他的生命看起来似乎毫无意义"。

贝丝问我能给她什么建议。我能见证她的痛苦，也知道她的艰难处境，但我不想让她因愤怒而失去与父亲最后道别的机会。我知道，如果最后的分别没有意义，那么，她在未来的日子里一定会为此内疚不已。

我说："尽管你有权利想'不要再这么折磨我了'，但你要知道，这可能是你得跟你父亲道别的时候了。不管他最终是死于自杀还是用药过量，精神疾病都是你父亲最终死亡的罪魁祸首。我认为，如果你接受这一事实，会更容易同情他，并能够从容应对父亲的生命之火正逐渐熄灭的事实。"

一想到这可能是她最后一次和父亲在一起，贝丝就不忍心发火了。她在父亲最后的日子里陪他度过了一段有意义的时光。如今，贝丝说："父亲已经去世好几年了，但我仍很感激我们在一起度过的那段时光。至少在那段时间里，我找回了对父亲的关爱和同情。"

当我们相信一个人是自己选择走向末路时，就很难从全局去观察问题。但不管死亡是怎样降临的，对逝去的亲人来讲，死亡就是最终的结局。如果他是我们关心的人，我们陪伴在其左右，既是在帮助他，也是在成全我们自己，因为如果我们不这样做的话，之后就有可能被内疚和自责淹没，无法解脱。

从成瘾中收获生命的意义

我不仅仅是一位哀伤专家，我也有过相关的经历。我的儿子戴维出生时就间接接触了毒品。在我收养他之前，他曾辗转于多个寄养家庭。他和哥哥搬来与我住在一起后，适应得很好。戴维是一个非常可爱的孩子。在幼儿园里，他曾被大家选为未来最有可能从事关怀工作的人。他关心自己的学业和朋友。他聪明伶俐，成绩优秀。然而，他也是一个异常敏感的孩子，时常因为领养身份而感到与别人不同。由单身父亲抚养长大的事实，也让他觉得自己与众不同。和大多数孩子一样，他只是想融入社会。

他上了一家私立学校。15 岁的时候，他被许多同年级的孩子霸凌。但他没有告诉我。我当时是学校的董事会成员，但我不知道其中的内情。后来，有些老师知道了这些霸凌事件，并且报告给了学校的行政部门。遗憾的是，相关负责人并没有采取行动。持续的霸凌行为让戴维难以忍受。有一天，他走进了学校的洗手间，吃了一把哥哥的心脏病药物。他的西班牙语老师在洗手间里发现他时，他已失去了知觉。他身旁的一张纸条上写着，"我再也受不了了"。幸运的是，救护车很快就到了，他被送到了当地医院。经过治疗，他的身体慢慢地恢复了健康。然而，霸凌带给他的内心冲击一直存在，他变得非常沮丧，急需心理支持。一天晚上，戴维和哥哥理查德一起找到我，他泪流满面地对我说："爸爸，我脑子里有个声音不停地告诉我，要我伤害自己、伤害你。"

那是一个极度痛苦的时刻，我看着年仅 15 岁的儿子的天真面庞上挂满了泪珠，他被脑中的声音吓坏了。理查德和我整晚都与戴维待在一起，再三向他保证我们绝不会让那些声音得逞。漫漫长夜里，我真切地感受到了精神疾病和精神创伤带来的痛苦有多深，它和任何身体上的痛苦一样强烈。那天晚上，我们一起与他脑中的声音抗争。到了早上，我带他去看他的心理医生，医生随即调整了他的药物。在密集的心理治疗和心理辅导小组活动的帮助下，戴维的病情似乎稳定了下来。他高中去了一所私立天主教学校，有段时间成绩还不错。

之后，戴维开始在我工作的医院急诊室里做志愿者。他喜欢帮助别人，并开始考虑从事医疗工作。他可以和医护人员一坐好几个小时，兴致盎然地谈论急诊室发生的事情。情况越复杂，他就越感兴趣。他在加州大学洛杉矶分校医学院参加了为期九天的全美青年医学领袖论坛——这是一个能让未来的医生和医疗从业者通过亲身体验发现自己激情所在的项目。

尽管他对未来的一切都感到由衷的兴奋，但仍然无法完全摆脱过去的心理阴影。创伤和精神问题带来的挑战是错综复杂的。如果人们染上毒瘾，可能会面临生命危险。就像我十几岁的时候喝啤酒、抽大麻一样，戴维也面临着同样的危险，而且对他来说风险更大，因为他使用的一些毒品更容易让人上瘾。16 岁时，他第一次碰了冰毒。他和一些朋友吸食冰毒后极度亢奋。当时，他立刻从附近的公园打电话向我求助，心知这次只靠自己恐怕无法渡过难关。

然后，我们进入了黑洞般的世界。我能深切地感觉到戴维在沉沦。一夜之间，他从选择去哪所大学沦落到了选择去哪家康复中心，他读大学的费用也被转来用于戒毒。世界似乎瞬息万变，而戴维也在随之改变。

戴维 16 岁到 18 岁这两年里，我们一直在努力让他保持清醒。我知道当他 18 岁成年后，我作为父亲的影响力就会大大减弱。可悲的是，他每次戒掉一段时间后就会复吸。这是一个用关爱、时间和金钱都无法解决的问题。其间我们接受了多次康复治疗、门诊治疗和心理治疗，但都收效甚微，这似乎是一座谁都无法逾越的高山。毒品的诱惑力实在是太强了，戴维尽了最大努力远离毒品，但他的一切努力似乎都落空了。有一次我听说戴维吸食了海洛因，因为海洛因更便宜，更容易买到，而且更能让他兴奋起来，让他所有的痛苦都消失。

有一次，戴维在尝试一个新的十二步康复计划，有人对他说："我希望你有一套黑色西装，因为你要去参加很多葬礼。"我被这个想法吓坏了，但我得承认这是事实。有很多痛失爱子的父母都参加过我的讲座。一天晚上，我和戴维聊天，我告诉他："每次讲课，我都能看到这些伤心欲绝的父母。我很高兴你不再吸毒了。答应我，永远也不要让我成为那些父母中的一员。"

"我不会的，"他向我保证，"即使在我吸毒的时候，我也知道自己在做什么。"

一方面，我相信戴维绝不会成为死亡悲剧的主角；但另一方面，他的保证也无法令我完全安心。我认为瘾君子并不知道自己在吸毒时会有什么表现。我记得在戴维第一次去戒毒所时我和一位辅导人员交换过的意见。我参加了他们邀请家长参加的一个会议。会上，我震惊地听到在那里接受治疗的一些人是如何漫不经心地谈论其他吸毒过量者的。后来我对那名辅导人员说："我不明白，他们怎么能那么轻率地谈论吸毒过量呢？他们怎么能认为他们不会和那些死去的人面临同样的危险呢？"

那名辅导人员回答说："成瘾就是麻木。当你成瘾时，这种麻木感会让你忽略掉潜在的危险，错误地认为你在吸毒的时候仍能控制住局面。即使你清醒了，你的思想仍然可能对毒品的危害和复吸的风险麻木不仁。我们知道复吸是康复的必经之路。"

"但如果复吸以死亡的形式告终，那就不存在康复了。"我担心地说。

戴维成年后的头几年没有吸毒，表现也很不错。口齿伶俐的他当时考虑成为一名医务工作者，他试着找了找工作。应聘未果后，他参加了加州大学洛杉矶分校的一个成人校外教育项目，想要成为一名护理人员。但他的不懈努力被成瘾彻底压垮了。戴维后来进入了洛杉矶社区学院。然而，很明显，他的康复之路并不如预期的那样理想。

沉浸在丧子的悲痛中，我总是想起那次和康复中心的辅导人员关于成瘾和麻木所做的交流，并感到忧心忡忡。我不停地在脑海中想象另一种可能。最后，我开始思考是否有什么办法可以让其他成瘾的年轻人摆脱这种麻木感，使他们明白自己所处的危险境地。这是我能做的让戴维的离开更有意义的唯一一件事。

戴维去世一年后，我找到了一位同事。他在洛杉矶经营"清醒之家"，为成瘾的人提供帮助。我对他说了我的想法，并希望能和他一起集思广益，想出一个更好的办法来帮助被成瘾症困扰的人。

大约三个月后，我在为戴维安排葬礼的殡仪馆里见到了 15 个年轻人。他们的年龄从 20 岁到 30 岁不等，看上去都很警觉，拒人于千里之外。他们不知道为什么要来殡仪馆，也不知道在这里会发生些什么。然后，我给他们看了一段关于戴维的 5 分钟视频。起初它看起来似乎只不过是一部关于一个小男孩成长过程的家庭记录，家庭成员以外的人是绝不会感兴趣的。但当影片播放到戴维在十几岁和 20 岁出头期间参加了十二步康复治疗，和他的朋友聊着天时，我能感受到这些年轻人内心受到的震动，他们开始醒悟过来。"哦，原来他也和我们一样。"他们可能这样想。紧接着，有人在视频中发现了自己的一个朋友。房间里的氛围明显地改变了，我可以看到他们体会到了真实感。视频的结尾画面是，戴维吹灭了他 21 岁生日蛋糕上的蜡烛。

视频中，有人喊道："说些什么吧！"

戴维说："我一天只吸一次。"这样的话在匿名戒酒协会和其他康复活动中经常能听到。视频画面逐渐变黑，屏幕上出现了一句话作为结语——"戴维 16 天后死于药物过量"。从这些年轻人的脸上，我可以看出，戴维已经变成了一个与他们息息相关的人。

我问他们："你们中有多少人能想到今天会来殡仪馆？"

没有人举手。

"好吧，一年前我也没有预料到。"我说，"但和儿子最后一次见面的几天后，我来到了这家殡仪馆。"

然后我们朝着墓地走去，那里离殡仪馆只有一小段路。到达戴维的墓地时，我让他们每个人把手伸进一个盒子里，拿出我放在里面的一块石头，上面刻着不同的字："和平""幸福""家庭""关爱""同情""接受"……我解释说，在犹太人的宗教仪式中，人们通常会用石头代替鲜花摆到墓地上。接着，我吩咐这群年轻人把石头一块一块地放在戴维的墓地上，一边放一边把石头上刻的字大声地念出来。他们每放下一块石头，我就向他们解释石头上的字是如何与戴维的生活联系在一起的。当其中一个年轻人读到那块写着"希望"的石头时，我说："戴维对他的未来充满了希望。"下一个年轻人的石头上写着"家庭"，我告诉他们："戴维喜欢家庭的概念，但他不确定自己归属于哪里。"对于下一块写着"关爱"的石头，我说："尽管戴维的生活充满了关爱，但他从未察觉自己被人深爱着。事实上，每个人都想不到会有如此多的人来参加自己的葬礼。"

我们静静地站在戴维的墓前，其中一个年轻人忽然问道："你是怎样熬过这件事的？"

"这不是'某件事'，"我说，"这是我的余生。"

这就是事实。余生我都会为儿子戴维哀伤不止，但我也会通过努力服务社会，从痛失爱子的损失中寻找到生命的意义。我转身对他们说："我希望下次你的父母或朋友对你说，'我太担心你的成瘾问题了，这样下去你可能会死'时，你不会对他们翻白眼。成瘾症是一种可以导致死亡的非常难以控制的顽疾。如果戴维在复吸时主动寻求帮助，他可能还活着。在他生命的最后一天，毒瘾夺去了他的生命。所以，当你想复吸时，我希望这次经历能提醒你自己正处于何等危险的境地。"

　　我给他们讲了更多有关戴维生活的细节，包括他的康复和复吸的情况。我又说："墓地不允许在戴维的墓前摆放东西，工作人员每隔一段时间都会过来看看，把所有的花和石头都捡走。他们会把任何遗留下来的东西都拿走。所以，我们放在戴维坟墓上的石头并不是给他的，而是送给你们的。"我让他们一个接一个地捡起石头，分享石头上的文字是如何与自己的生活相联系的。

　　第一个年轻人捡起一块石头，上面写着"家庭"。他说："我总是和我的家人发生冲突，我从没想过他们会那么担心我的遭遇。"

　　下一个人的石头上写着"希望"。他说他常常对生活感到绝望。我对他说："如果你能从今天得到一点儿收获，就不虚此行，那就是当你因丧失生活的希望想复吸时，想想你拥有戴维再也不可能拥有的东西——让你的生活变得更好的可能性、再次寻找到希望的可能性、在生活中再次感知到爱的可能性，以及康复的可能性，所以，一定要坚持住。"

　　捡到石头上写着"感谢"的人说："我感谢您今天激励了我。"

　　"不要只对我表示感谢，"我说，"我希望戴维的故事能给你的生活带来意义。如果你需要鼓舞，可以顺路来看看戴维——他将永远在这里等待你们。"

　　那天我们道别的时候，每个人都同我握了握手，那种温暖诚恳的握手方式与我们刚见面时拘谨冷漠的握手方式大不相同。我想，这就是我要持续从儿子的成瘾经历中汲取的生命意义吧。

第三部分

向死而生

第 12 章　用爱化解痛苦

我不会去想我经受的所有痛苦，而是会念着留下的所有美好。
——安妮·弗兰克

　　人们通常认为，哀伤和痛苦有关。任何一个经历过哀伤的人肯定都会赞同这个看法。但我认为除了痛苦以外，哀伤还有更多的内容，那就是爱。为什么我们会觉得感受到痛苦就是因为缺少了爱呢？我们所爱的人去世后，爱并不会消失，爱还在。问题是，我们如何带着更多的爱而不是痛苦，去怀念我们所爱的人？这是个值得思考的问题，而不是一种要求。我是第一个说我们绕不开痛苦的人，我们只能经受痛苦，因为这是我们经历了与所爱之人分别后必须承受的结果。这样的分别是残酷的，但必须承受。

　　英语中"bereaved"（丧亲）这个词来源于古英语，有被剥夺、被夺取、被抢夺等意思。当你所爱的人离开你的时候，你就是这种感觉，就像把胳膊从你的身体上扯掉那种痛彻心扉的感觉，你最珍爱的东西从你身边被抢走的那种感觉。你感受到的爱有多深，痛就有多深。你会发现，痛和爱是对立存在的，爱是痛的反面。

接受负面情绪

你无法治愈你感受不到的情绪。很多人害怕负面情绪。负面情绪让人不安，它们会潜伏起来，只要你开个门缝，它们就纷纷闯入。看看这些负面情绪都包括什么吧，愤怒、哀伤、麻木、渴望、震惊和其他极具伤害力的情绪。人们担心一打开情绪的闸门，这些负面情绪便会涌进来控制自己，再也摆脱不了。害怕这些负面情绪的人总是说："我一旦哭泣，就会停不下来。"但是哭泣就像生命中的其他东西一样，是会停下来的。如果允许自己充分感受痛苦，并且哭出来，你可能会觉得非常伤心，但肯定不会被这种情绪控制。而且，你不仅不会被这种痛苦控制，反而会感觉到痛苦在慢慢消退，直到不再感到痛苦。我不是说，从此你不再会为亲人的去世感到痛苦。你还会感到痛苦，但是你给了痛苦充分的宣泄时间。你不再抵抗这种痛苦，也就不会再沉浸在这种痛苦之中了。

但是，大多数人不是这样做的。我们害怕这些负面情绪，因为我们从未允许自己感受所有的情绪。我们对我们的情绪产生了情绪。一开始，我们会感到伤心，然后会对自己伤心的事实产生内疚。还没等我们彻底地感受到伤心，这种内疚的心情就把我们从伤心的情绪中拉了出来。或者，我们感到愤怒时，会用理智去评判自己的愤怒，继而开始责备自己。又或者，我们伤心时，又觉得自己应该心存感激，等等。

我鼓励人们保持本能产生的情绪，忽略理智对这些情绪的评判。否则，痛苦不会有丝毫的减轻。你要明白自己会有一系列的负面情绪，而且是一些没有得到充分感受的负面情绪。如果你很哀伤，你需要充分感受这种哀伤。玛丽安娜·威廉森说，"如果你有一百滴眼泪要掉，那不可能在只掉下五十滴的时候就停止"。用爱去怀念的秘诀就在于，要先接受痛苦，而不是否定或者忽视痛苦的存在。

选择安慰的方式

我们对失去的本能体验和我们对失去的精神体验之间存在微妙的平衡。对很多人来说，我们的宗教信仰可以帮我们度过人生最艰难的时刻。但是，不管我们有多深的宗教信仰，有时我们只想留在生而为人所感受到的痛苦之中。有时，一个哀伤的人并不想听到自己所爱的人"去了更好的地方"这样的话。对于有些人来说，听到这样的话可能会是一种安慰；但对于另一些人来说，这样的话丝毫不起作用。对还有一些人来说，只有在适当的时候，这种话才是一种安慰。我儿子去世后，一位好友问我："你说起自己儿子的离世时，是希望得到精神上的安慰，还是生而为人的安慰，抑或两者都需要？"她能够把精神安慰和生而为人的安慰区分开，太厉害了。

当谈到如何跟哀伤之人交流时，我告诉大家要注意对方是希望你看到他们生而为人感受到的痛苦，还是精神上的痛苦。通常，我们都是不加分辨就直接给予对方精神上的安慰。有时，我们无意识地就那么做了，没有考虑到逝者家属的感受。有时，我们过度考虑精神层面的想法，在世俗意义上显得不是非常友善。

　　我每次在讲座中把这种不满讲给听众听的时候，都会看到很多听众点头赞同。经历过丧亲之痛的人从精神层面的劝慰中听到的是"你不必沉浸在痛苦中"。但其实，那是不对的。痛失挚爱的人就是需要沉浸在痛苦中。我相信我去世的儿子、父母和其他我爱的人还活在我的精神世界里，但这不意味着我没有时常想念他们或者渴望他们的拥抱。

　　我理解我们的朋友和家人不希望我深陷痛苦而不能自拔，看到我这样，他们也会受伤害。但有时，听到有人说"你的儿子仍然在精神上与你同在"的时候，我想说："如果我能感受到这一点，而不是感受到切实的痛苦，你会不会好受一点儿？"我没有说出这种想法，因为我知道大家都是出于好意才那么劝慰我，他们只是不明白我处在哀伤的哪个阶段。你得承认，你很难判断别人的想法。但是如果你问我对这件事的建议，我会建议要克制一点，用生而为人的情感去回应。

面对风暴

　　在我的一个哀伤辅导活动中，贾丝明坐在房间的地板上。她显得很安静，并不惹眼。我只知道她的孩子去世了。周末，我问大家什么对他们来说是最难的。她举起手来。这是她第一次参与到活动中来。我叫了她，非常好奇她会如何回答。

　　"人们总是告诉我，我还会再有一个孩子，我应该感到安慰。"

她说道。

"就好像在说你的孩子是可以被替代的？"我说。

"是的，就好像孩子的离世无关紧要，我很快就会再有一个孩子。"

"你的孩子离开多久了？"

听到这个问题，她一下子愣住了。我走过去，坐在她旁边说："你并不孤单。"

她的身体颤抖起来，好像难以承受这个事情。然后，她说："他离开五周了。"

"哦，亲爱的，"我说，"事情刚刚过去五周，你的心里只有悲痛啊。告诉你你还会有孩子的人是好意的，他们不忍心看你这么悲痛，他们也无法减轻你的悲痛，我也不能。现在我能做的就是和你待在一起，让你知道，这个周末我们都会陪在你的身边。"

"事情过去多久了？"这是我经常问的问题。不是因为哀伤有什么看不见的时限。问"事情过去多久了"，其实是在询问"你身陷痛苦的时间有多长了"。我为贾丝明在孩子离世后五周内就参加哀伤辅导活动的勇气所折服。后来，我问她是如何有勇气振作起来的，她说："我需要一个可以陷入深深的绝望而且没有人劝我振作起来的地方。"

她的本能判断是正确的。孩子去世五周之后，她不可能找到逃避痛苦的方法，她不可能不哀伤。承受痛苦是记住爱的必要部分，这份痛苦是爱的一部分。我们不可能爱一个人，却在失去他的时候不感到哀伤。我们不仅有感受哀伤的需要，还需要他人见证我们的这份痛苦，而不是被人拒于门外。

不只是朋友和家人希望逝者家属不要那么痛苦，有时候逝者家属自身也想远离痛苦。我非常理解为什么有的人想逃避痛苦，当感到负面情绪将他们裹挟时，他们就会想尽一切办法阻止这种情况发生。其中一种方式就是让自己忙碌起来，找到分散注意力的方法。

我的朋友有一个 23 岁的弟弟，他们的关系非常亲密，但她的弟弟在今年夏天去世了。在弟弟去世之前，她就是个工作狂；弟弟去世后，她更是夜以继日地工作。我很想知道她在圣诞节和家人团聚的时候做了些什么。圣诞团聚是这个家庭多年来一直坚守的传统。"我想这个假期少了你的弟弟，大家肯定都很难过吧。"我说。

"我给孩子们和家人准备了很多活动，"她告诉我，"我们肯定会忙得都没有时间伤心。"

我希望她的方法管用，但是经验告诉我，尽管哀伤会迟些来，但是它迟早会来。除了让自己忙于工作，还有很多让人麻木、摆脱哀伤的方法，包括毒品、酒精和性。如果你在这些刻意而为的活动中感到很高兴，就不会感受到深深的哀伤，至少不会在暂时的欢欣中感到哀伤。

购物是另一种满足人的情感需求的方式。我认识的一位 38 岁的丧偶女士买了一辆雪佛兰科尔维特，她一直梦想能买下这款车。"买车让我感觉好极了，"她说，"从某种程度上说，我感觉买下一辆新车可以阻止哀伤变得更加强烈。可是这就像是往失火的房子上倒了一杯水。"

一天晚上，我看了一部关于蒙大拿州水牛的名叫"面对风暴"的纪录片。在蒙大拿州鱼类、野生动物和公园部门任职的罗伯特·汤姆森在片中讲述了水牛是如何冲进风暴以缩短其身处风暴中的时间的。这些水牛没有对这场风暴视而不见，也没有希望逃离风暴或是盼着风暴能够自行消失——这些恰恰是我们希望避免情感风暴时的做法。我们没有意识到这种做法会拉长我们陷入痛苦的时间。逃避哀伤只会延长哀伤带来的痛苦，你最好直面哀伤，让哀伤顺其自然地发生，相信哀伤终会过去，并找到哀伤中隐藏的爱。

走进爱的世界

什么时候哀伤之人才能走进爱的世界呢？充分地感受到痛苦之后就可以。但即使你能够感受到爱，痛苦仍会再次来袭，只是程度没有那么深，也不再那么频繁了。当你意识到爱一直都在时，你就能走进爱的世界。爱就在美好的时光里，在病榻前，在死亡和哀伤的瞬间里。爱从来都没有缺席——在人生最糟糕的时刻，爱一直都在，甚至死亡也不足以消除我们对亲人的爱。

有亲人死于非命的人可能会说："当我爱的人被谋杀、孤单离世或是死于飞机失事后，爱就不在了。"

我的回答是："我不相信你在亲人去世后就不再爱他们了。"

"是的，可是我爱的人再也感受不到我的爱了。"

你怎么知道不能？我们的生活中充满了各种爱，我们就是爱的集合体。如果我在生活中有一瞬间感受到真爱，那么，即使在最糟糕的时刻这份感受也会陪伴在我的身边。爱是我们生活发生悲剧

时的缓冲垫，爱永远不会消失。纵使在最黑暗的时刻，爱也一直都
在。当所有的事情都消失的时候，爱还在延续。

罗恩清楚地记得妻子费丝生病期间深受病痛的折磨，但是他也
记得亲友有多么关爱费丝，而那些爱对费丝来说意义非凡。他说：

> 我们知道费丝无法战胜病魔，但是化疗延长了她的生命。
> 我相信，她在治病期间得到的爱也起到了延长生命的作用。她
> 第一次住院时，我印象最深刻的就是她的两个朋友来医院看她，
> 并为她装饰了病房。他们没有送她鲜花，他们知道艺术才是费
> 丝的最爱，所以把所有名画的照片和海报贴在了病房的墙上。
>
> 我们经营着一家小型艺术展览馆，我们喜欢一起工作。费
> 丝生病后非常虚弱，大多时间都在医院接受治疗。我需要继续
> 去展馆工作，于是请朋友和家人轮流去医院陪伴费丝，这样她
> 就不孤单了。每天都会有朋友和亲人去陪她，给她送午饭，我
> 通常给她送晚饭。
>
> 费丝总共住了三次院，每一次去住院时，医院的工作人员
> 都会开玩笑说，费丝又把设计师带到医院了。最后一次住院的
> 时候，就是她去世前不久，一位护士赞叹病房的艺术氛围，费
> 丝说："我不是被艺术氛围环绕，而是被爱包围着。"她对护士
> 说，每一张海报、每一张照片、墙上的每一个装饰品以及朋友
> 带给她的食物都是爱。
>
> 不可否认，她所承受的一切都是常人难以忍受的——化
> 疗，伴随化疗的呕吐和对死亡的恐惧。她的朋友们说："你在

承受身体上的痛苦，但我们可以让你感受到我们对你的爱。"
我能感受到这份爱始终伴随着她。现在费丝不在了，我也被同样的爱所包围。费丝去世的时候很年轻。我每天都很想念她，我非常感恩朋友们对她的爱。

艺术展览馆的一位客户去医院看望过费丝，他看到了病房墙上朋友们挂的艺术品。他觉得花这么多的时间把医院的病房装饰得这么漂亮，而费丝一出院，这些东西就都要被拿下来，有点儿不值得。他没有领会到朋友们这样做的意义。费丝去世后，他对我说："把装饰品挂到墙上的力气都白费了。费丝没有因此得救。"

我不知道他为什么会这么想。这些装饰对费丝、对我们都意义非凡。我只希望，当我有一天病入膏肓，也能被爱包围。

关注爱就是能看到爱。费丝能够看到，即使在她最艰难的时候，爱依然在。这让她看到了痛苦的另一面。而罗恩也看到了他痛苦的另一面。

心理学家里克·汉森说："人类的大脑非常善于从负面经历中吸取教训，却非常不善于从积极经历中学习。神经处理倾向于应对负面的刺激。当不好的事情发生时，我们更多关注负面的情况。"面对负面经历，他把人类大脑比作威扣牌尼龙搭扣（所有的东西都能黏上），而面对积极的经历，人类的大脑就好像特氟隆（什么都黏不上）。

我们像罗恩的那位客户一样，不愿闻到玫瑰的芬芳。那些保存在我们短时和长时记忆里的负面瞬间深深地印刻在我们的精神世界。积极的瞬间给我们留下的印象恰恰相反，不可能被长久地记下来。这就是为什么你可能很快就会忘记与所爱之人度过的那些美好时光，但那些不美好的瞬间却总是挥之不去。我们大脑的工作原理就是这样，这样才能让人类更好地生存。"生存需要我们对可能出现的不好结果加倍注意，但是对可能出现的好结果却不用过分关注。"佛罗里达州立大学的社会心理学教授罗伊·鲍迈斯特在与他人合著的题为"消极情绪比积极情绪更强烈"的文章中提到了这个观点，这篇文章发表于《普通心理学评述》杂志。

　　既然我们的大脑擅长记住负面情绪，那我们如何从痛苦当中发现爱呢？里克·汉森有一个常用的技巧："记住积极情绪"，或者叫"关注积极情绪"。这个技巧可以帮助我们找到关注积极情绪的方法。通常我会使用下面的技巧帮人们记住他们与已逝亲人一起度过的美好时光。

记住积极情绪的三个步骤

1. 找到一个带给你积极情绪或者积极记忆的经历。比如记住早晨的咖啡是多么美味。你可以在产生积极情绪的时候使用这个技巧。在怀念已逝亲人时，可以想想你和他一起度过的美好时光。不一定是非同寻常的大事，让你们都开心的小事也可以。也许是你们一起去看日落，也许是给对方读了一首诗，也许是在钟爱的城市里散步。正如埃米莉在戏剧《我们的小镇》里被建议的那样，当她有机会选择在哪天回到人世的时候，"选择你生命中最微不足道的一天就足够了"。

尽量回忆细节——你们穿的衣服，当天的天气，你们都说了什么，你们说话时周围的声音、气味或者感受。

2. 丰富这个经历。品味这段经历。让这段经历不断在脑海里重复。回忆 20~30 秒美好记忆。把体会到的感情抓住，在脑海里强化。

3. 吸收这段经历。沉浸在这段经历里，把它融入你的身心。用身体去感受，在脑海里重现，让这段经历成为你的一部分。

学会接受失去亲人的经历就和学习其他东西一样。在痛苦中学会发现美好是特别困难的。我们不会在陈词滥调中学会这个技巧（比如"感恩与你们一起度过的这段时光"）。但是我认为这个技巧可以把负面情绪和积极情绪连在一起。我希望哀伤中的人能够看到所有事情之间的联系。失去亲人肯定会痛苦，但是也会有好的一面。我希望能够帮助人们感受到爱，而不是一味地沉浸在痛苦之中。我希望帮助他们发掘记忆中的意义，并把这份意义带到今后的生活当中去。如果在事情发生的时候，你只看到了痛苦，痛苦就会变得更加浓烈。我不建议你看淡痛苦或者否定痛苦，但如果你只关注痛苦，得到的就只有痛苦。

记取美好瞬间

任何事情当中都不会只有痛苦。我们可能会在痛苦之中迷失一段时间，但是还会有其他的收获。迈克的父亲在 45 岁时死于脑瘤。四年后，迈克想起父亲病重时的情景，仍然痛苦得难以自拔。他的父亲杰克逊曾经在大学当橄榄球教练，身体强壮。迈克常常谈起他看到曾经健硕的父亲被病魔折磨得骨瘦如柴有多么心痛。迈克无法从父亲病重虚弱的记忆中走出来，脑海里不断地回忆父亲临终前被病痛折磨的样子。

有一年的感恩节，一件事情改变了他。那年，全家人像往常一样，欢聚一堂，共度节日。迈克很快就又谈起父亲当初被病魔折磨得那么脆弱，真是太可怕了。他对叔叔，也就是父亲的弟弟拉尔夫说："你还记得他过的最后一个感恩节吗？他已经不能进食，几乎不能走路。我总是会想起他，太可怜了。"

他的叔叔对他说："过来，咱们出去走走。"

迈克跟着叔叔来到了外面。在人行道上，拉尔夫停了下来，不停地划拉着手机屏幕。

"怎么了？"迈克问道。

"等等，"拉尔夫说，"我想让你听点儿东西。"

"好的，找到了。"一两分钟后，拉尔夫如是说，然后播放了一段迈克父亲发给他的语音信息。

"嘿，拉尔夫，谢谢你昨天能参加我的生日聚会，这对我来讲意义非凡。"

迈克靠近话筒，好像靠近父亲一样。拉尔夫继续播放这条语音。

"我和你、迈克、邻居一起踢球，度过了一段非常美好的时光。迈克和我打算去徒步旅行，这是庆祝生日最好的方法了。再次感谢！"

迈克停下来说："我忘了那天了。"

"我看出来你忘了。这就是我为什么要播放这段语音给你。你父亲生命最后的那段日子很可怕，我们永远都不会忘记。但是我想告诉你，不要忘记其中的那些美好。他是个强壮乐观的人，他度过了很多美好的日子。你也应该记住那些日子。"

对于久久沉浸在丧父之痛中的迈克来说，这次谈话真是让他豁然开朗。父亲是个开朗幸福的人，是个充满爱的人，这些记忆让他能够克服失去父亲的痛苦，把这份痛苦转化成对父亲的爱，对清楚地记得与儿子共同度过美好时光的父亲的爱。

爱的爆发

当我们度过痛苦阶段，学会放手时，可能会担心自己忘记已逝的亲人，但是，实际的情况是当痛苦消失时，我们会和逝者再次联结在一起，这一次联结彼此的只有爱。虽然我的大部分工作是让人们在失去亲人后尽情表达自己的哀伤，但我也希望他们能够继续爱下去。当我谈到自己希望用爱而不是痛苦怀念儿子戴维的时候，我意识到爱并没有因为他的去世而离去。他的身体不在了，但是爱并没有停止。在痛苦中寻找爱的萌芽吧。它就像一棵娇嫩的幼苗，我们需要关注它、浇灌它。如果我们做到了，爱就会在我们的心中再次绽放。

我经常谈论哀伤的爆发。虽然有些人认为自己已经放下了哀伤，但是总有一些时刻，他们会因为哀伤的爆发而泪流满面、不能自已。这些时刻是最为痛苦的，因为它们往往不期而至，让人无力抵抗。但是也有另一种可与之抗衡的经历，我称之为"爱的爆发"——忽然之间，我们会激动起来，告诉已逝的亲人我们多么爱他。这样的时刻不会因为亲人的离世而停止，当你的内心突然充满了对已逝亲人的爱时，这样的时刻就会到来。你可能会感到你的爱无处安放，因为你无法拥抱已逝的亲人，但是这份爱会继续下去。如果你能感受到这一点，就会发现生命的意义。

哀伤之人可以根据我的描述辨别爱的爆发和哀伤爆发的时刻。当人们告诉我他们正处在某种情绪之中不能自拔的时候，我会问他们："这是哀伤的爆发还是爱的爆发呢？"这是我能让他们关注到爱的另一种方式。

有时，我会建议人们问问逝者家属和亲人在一起时最美好的记忆，或者分享一下他们自己的美好经历。他们可能会说："我想起了你妈妈那天的微笑。"或者说："她给我们带来了多少欢乐啊！"或者说："你儿子给了她最温暖的拥抱。"或者说："和你丈夫一起出去玩，总是非常有意思，因为他能让所有人开心，包括电影院售票厅里的售票员和咖啡店店员。"

不要担心这些回忆会带来痛苦，对那些怀念亲人的人来说，这是安慰的源泉。有多少次我们谈论着悔恨遗憾，却忘了记住我们在这段感情中得到的美好。不要总是专注在负面情绪上，请把爱放在心间。

第 13 章　管理逝者的遗产

有点儿奇怪，是吗？每个人的生命都会感动到其他人。等他离去的时候，只留下深深的缺憾。

——《生活多美好》

提到遗产——一个人去世后留下的东西时，我们会想到很多形式的遗产。它可以是某人留下的资产，也可以是留给公众的遗产，比如捐赠给博物馆、医院、大学或者基金会的大笔捐款，或者是镌刻了捐款者姓名的房子或其他建筑。

2010 年，比尔·盖茨、梅琳达·盖茨和沃伦·巴菲特发起了"捐赠誓言"活动，鼓励亿万富翁在有生之年将其一半或者一半以上的财产捐献给慈善事业。2018 年，将近 200 人（包括迈克尔·布隆伯格、乔治·凯撒、马克·扎克伯格和乔治·卢卡斯）在捐赠誓言上签了字。

这种慷慨的举动不仅限于亿万富翁。实际上，捐赠誓言的发起者说这个活动是受到了各个收入水平的成百上千万人无私给予的启发。这些人往往做出了非常大的牺牲，就是为了让这个世界变得更美好。可能你爱的人为某项奖学金提供了资助，每年都会有数十名学生因为她的慷慨而受益，这也是她遗产的一部分。或者她曾做过志愿者，将食物和衣物分发给身边无家可归的人。

她的朋友和亲人也因为她的善举备感荣耀。无论穷人还是富人，都可以留下这种遗产。每个人都在用自己的行动影响着周围的人。电影《生活多美好》巧妙地向我们展现了我们在生活中会影响到很多人而不自知的事实。这部电影讲述了乔治·贝利的故事。身陷困境的贝利觉得如果他不曾在这个地球上生活过的话，世界会更好，想从桥上一跃而下，结束自己的生命。经过上天的安排，一位预备天使阻止了他的自杀，并让他看到，如果没有他，他的家人和他所在的社区的人会过得很糟糕。由于他的机智、善良、大方、自我奉献和爱，他拯救了弟弟的性命；他阻止了作为药剂师的老板开错药，避免了让一个孩子中毒；他通过自己辛辛苦苦挣来的钱避免了小镇储蓄贷款系统的崩盘，他娶了一位爱慕他的女士为妻，并且养育了两个可爱的孩子……这部电影告诉我们，遗产是我们做人和做事的一个集合体。对乔治·贝利来说如此，对你已逝的亲人来说同样如此。

想到父亲的遗产，我会想起他是个梦想家。如果我跟父亲说我想成为宇航员，他绝不会说"你得先成为飞行员才行"或者"美国国家航空航天局招聘的人才少之又少"。他留下的遗产就是让我拥有巨大的勇气去做任何我想做的事。

苹果公司创始人史蒂夫·乔布斯去世的时候，有些人把写着谢言的便利贴贴在苹果商店的窗户上。他们感谢乔布斯设计的苹果产品，但大部分的信息则是感谢乔布斯本人，因为他，人们开始学会做独一无二的自己。乔布斯的品牌其实不是"苹果"，"苹果"只是品牌的副产品，他的品牌是与众不同的思考，人们学会了通过与众不同的思考来改善自己的生活。

帮助其他人

我们可以通过很多方式来纪念我们的亲人：建立基金会，通过捐款将他们的名字镌刻在建筑物上，以他们的名字设立奖学金，或者其他更加低调的方式。

我的侄子杰弗里喜欢和妻子、女儿带着狗狗去中央公园散步。他会注意到其他人忽视的事情。很多人把中央公园里的长椅当作休息的地方，杰弗里却注意到这些长椅上都有一块牌匾。"每一个长椅都代表了一个人的故事。"他说。他喜欢读上面记载的小故事——"我非常爱你，希望和你相守一生……但是我们吵架的时候，你可以睡在这里"；"在风雨同舟四十五年后，坐下来休息一下吧"；"在爱中怀念蒂勒·戈德曼。她深爱六月的纽约。她喜欢格什温写的曲子。中央公园是她九十五年（1906—2001）生命岁月中最珍爱之地"。

现在，杰弗里也成了其中的一个故事。他去世后，他的妻子为他买了一把长椅。上面写道："献给杰弗里·霍兹（1964—2011），他深爱这座城市和这个公园。愿他的灵魂在此安息。"

纽约的丽兹·奥尔德曼和史蒂夫·奥尔德曼夫妇将他们的痛苦转化为一个坚定的目标：为儿子彼得留下一份遗产。2001年9月11日，彼得正在世贸中心北楼107层的一家餐厅参加一场会议，25岁的生命就此戛然而止。

丽兹说："孩子不幸去世让我伤心地想不停尖叫，但我不能这样做。我意识到自己只有两个选择。要么躺在床上，爬不起来；要么行动起来。"她说现在的她与原来判若两人，而这并非坏事。

奥尔德曼夫妇知道他们需要做些什么来纪念彼得，但是他们不确定具体应该做什么。一天晚上，丽兹看到了美国广播公司电视台的晚间节目《隐形的伤痛》，节目介绍了哈佛大学研究创伤人群的专家理查德·莫利卡博士。

"我了解到世界上有10亿人（相当于世界人口的1/6）经历了折磨、恐怖主义和大规模暴力活动。其中50%~70%的人因创伤而抑郁，无法正常生活。"丽兹说道。

十天后，奥尔德曼夫妇在莫利卡博士的办公室和他见了面，这次会面直接促成了2002年"彼得·C.奥尔德曼基金会"的成立。该基金会旨在全球各地通过培训当地卫生工作者以及建立诊所来帮助恐怖主义和大规模暴力活动的受害者。目前，该基金会资助了8个机构（2个在柬埔寨，4个在乌干达，1个在利比亚，1个在肯尼亚），治愈了数千名患者。彼得是恐怖袭击的受害者，这一事实无法改变，但仍有几百万人经历着恐怖主义、折磨、暴力的创伤，虽未丧命，却因此无法正常生活。

丽兹说："如果我们能够以彼得的名义让这些受害者中的一些

人回归正常的生活，那么，它就是纪念彼得最好的方式了。这是他曾经在这个世界上活过的印记。"她继续说道，"彼得在世时，没有机会让这个世界变得更加美好。失去儿子对我来说是难以忍受的，彼得失去的是宝贵的生命。他离开后，我对什么都无法提起兴趣，但是这项工作让我再次振作起来。"

彼得的父亲给出了这样的忠告："如果你想感觉好受一些，就去帮助别人吧。不用在意你能帮助多少人，开始行动就好。你会明白助人的意义，也会继续下去。"

纪念所爱之人并不一定非要通过财物。达达劳·比洛尔是另一位用行动去怀念已逝孩子的父亲，他是印度孟买一个卖菜的摊贩。我在《洛杉矶时报》的一则头条新闻中了解到了他的故事，新闻的标题为"父亲在儿子去世后通过修路找到了慰藉"。这篇报道基于雅虎印度新闻网上的一则消息，描述了达达劳·比洛尔每天通过填补坑洼、铺平路面来纪念去世的儿子普拉卡什。普拉卡什 16 岁时因路面坑洼不平导致的车祸离开了这个世界。对比洛尔来讲，他希望通过填平路面的坑洼来避免再发生类似事故。这个善念帮他抚平了丧子之痛。无论到哪儿，他都会宣传他所做的事。他说："我觉得普拉卡什和我仍然在一起。"普拉卡什去世后三年，他的父亲填平了孟买将近 600 个坑洼不平的路段。

逝者家属可以做很多事去纪念自己的亲人，如建立基金会、设立奖学金或兴建以亲人名字命名的建筑；也可以将自己对亲人的思念书写下来分享给其他亲友们；还可以继续尊重逝者生前的习惯，参观对逝者有意义的地方；可以照顾其他家庭成员或逝者留下的宠物；可以从事亲人钟爱的事业或者担当志愿者来怀念亲人。可以用于纪念亲人的方式不胜枚举。

怀念

我们怀念已逝的亲人，但是我们往往没有意识到，怀念就是记住他们的方式，而你对亲人的记忆就是他们留给你的遗产。《寻梦环游记》是一部动画片，这部电影深深地触动了我。电影讲述了小男孩米格在亡灵节这天闯入奇妙的亡灵世界的故事。亡灵节是墨西哥人每年纪念死去亲人的节日。米格知道纪念逝去的亲人是一项重要的传统，因为这是生者和逝者的灵魂保持联系的方式。只要有人还关心、纪念逝者，逝者就会继续活在一个与他们离开的这个世界差不多的社会里。如果在活人的世界里，逝者被人遗忘了，他们就会彻底消失。

我们这代人深深怀念的一位女影星凯丽·费雪，因出演《星球大战》系列影片而出名。我和她见过一面，当时她打电话跟我说她的一位朋友已在弥留之际，她想把朋友带到自己家里。她希望我帮助她的朋友在最后的日子里快乐、安详地离开这个世界。我到她家的时候，她家里五颜六色，到处都是她的生活用品和时下流行的东西（比如莱娅公主娃娃）。我告诉她把即将去世的朋友邀请到家里不是一件小事。她说她知道，但她就是想帮助他，在他离开的时候陪在他的身边。这份善意后来成为她留给我的一份遗产。

我常常想起凯丽，她和我儿子葬在洛杉矶的同一处公墓里。她

的遗产由她的女儿比莉·洛德继承，洛德用自己独特的方式纪念了
自己的母亲。费雪去世的第一年，洛德写了一篇充满诗意的文字献
给自己的母亲，发表在 Instagram（照片墙）上。

> 妈妈对北极光有着超乎寻常的迷恋，但我从没与她一起欣
> 赏过北极光的美妙。现在，我们正前往挪威北部，看看是否可
> 以"看到天堂撩起她黑色的裙子，让她耀眼的光芒照射进我们
> 卑微的眼睛"。她看到了。我永远爱你。

拜访对我们的亲人有特殊意义的地方，能让我们记住他们，并
且把我们和他们的遗产联结在一起。这个地方不需要有多么特别，
只要对我们的亲人来说是重要的就可以。有时只需沿着他们的足迹
走过，你就会对与他们此生相识而感恩不已。

我们就是他们的遗产

你可以通过你为亲人所做的改变来纪念他们，你需要发现你与
已逝亲人之间可延续的联结，将它融入你今后的生活。邦妮·麦克
伯德是我的朋友，写过福尔摩斯系列小说，她对我说，她正在延续
父亲留下的财富。

一天晚上，我夸赞了她做的晚饭，她却说："我是个糟糕的厨
师，只会照着菜谱做菜，我对自己的厨艺相当不自信。我的父亲是
个非常出色的厨师，我的烹饪水平可不如他。"

我说，这真是一份贴心的遗产。"你还得到了他的其他遗产吗？"

她笑了笑说："当然！他有一只胳膊被截肢了，用了假肢。但是只要你和他待上几分钟，就会完全忘记这一点。他绝不会表现出身体有残疾的样子。有的人的胳膊如果被截肢了，残疾就会成为他的标志，成为他永远的遗憾。我想父亲刚刚被截肢时肯定也伤心过，但他没有让'残疾'成为他的代名词。我小时候，他还在我家的房子旁边又建了一间小屋子。他离开后，只要我感到不公、委屈或茫然，就会想起他，想起他是如何克服困难的。我的父亲可以用一只胳膊建起一间小屋子，我想我也可以摆平所有的困难。"

让已逝亲人的优秀品质延续到你的生活中，可能就是他们为你留下的最有意义的一份遗产了。比利·洛德在母亲去世后引用的一句话也体现了这个观点："发现乐趣可能需要一段时间，但我传承了她最好的品质，她对我的教诲将永远留在我心里。"

如果已逝亲人留给你的是一份负面的遗产，你可以将这份遗产进行重塑，发掘其中的意义。让我们看看亿万富翁保罗·盖蒂去世后发生的事情。

尽管盖蒂拥有大量财富，但他常常觉得自己非常贫穷。他在自己的私人豪宅里装了一个公用电话亭，这样他就不用支付外人打电话的费用了。他会花几百万美元买一幅画收藏起来，不给任何人看。他最为人知的就是对孙子吝啬到了极点。他的孙子盖蒂三世被绑架后，绑匪把他孙子的耳朵割下，并留言威胁再不交赎金，就把这孩子的身体器官一个一个地寄给他，他这才交了赎金。盖蒂死后，他的家人将他的遗产变成了信托。保罗·盖蒂信托基金目前是世界上最大的文化和慈善组织，致力于保护和收藏视觉艺术作品，由世界级的免费博物馆、一家研究机构和一家保护机构组成。

你也可以用你的哀伤表达方式来纪念亲人，让它成为一份遗产。作为母亲，对你的孩子来讲，你就是哀伤的化身。他们或许会说"我记得母亲带我们去父亲的墓地，在我们面前号啕大哭"，也可能会说"母亲告诉我们父亲是个非常出色的人，并鼓励我们分享对父亲的回忆"，或者说"母亲告诉我们，父亲去世后，生活仍会继续"。

或者在他们的记忆中，你从未流露出伤心的样子，你再也没有谈起他们的父亲，也不许他们谈论，你变得苛刻冷酷起来？这也将成为你留给孩子和周围朋友的一份遗产。我们是一个联结的群体，我们一起感到哀伤，我们永远是这个群体的模范。

在本书前面的部分，我谈到了有些人认为配偶去世后，自己应该放弃生活，否则就是对对方不忠。我让他们明白，这样的做法不是他们去世的亲人希望看到的。并不是只有失去伴侣的人才会很难开心地生活下去，其他逝者家属也是如此。

一位女同事告诉我，她的双胞胎妹妹三年前离开了这个世界，她从此对生活感到十分空虚。"我们相互陪伴了四十五年。"玛莎泪眼婆娑地说道，"我听人们说过，失去一起生活了四十五年的配偶是多么难过，他们好像能理解我的这份痛苦。但是结婚的人在此之前各有各的生活轨迹，而我从来到这个世界起，就一直和我的双胞胎妹妹相伴。现在她不在了，我发现我的生活失去了目的和意义。"

她被哀伤所困。她一次又一次地经历库伯勒-罗斯提出的哀伤五阶段，读书，做一切她认为有帮助的事情，但所有努力都是徒劳。

我问她："现在你的生活里还有谁？"

"还有丈夫和一对双胞胎女儿。"

我说："哇，生双胞胎是你们家里的传统啊。现在你有两份遗产，一份是你妹妹留给你的，一份是你留给你女儿的。你可以把这两份遗产分开来看，一份用来哀伤，一份用来爱。"

"第一份遗产，我继承下来了，"她说，"我一直都没有摆脱哀伤。"

"好吧，"我说，"那让我们来聊聊爱吧，因为爱和哀伤是互相联系的。你能不能给我讲讲你小时候和妹妹、母亲一起度过的美好瞬间？"

她笑了笑说："甜点。甜点还没烤好，我和妹妹就会偷尝。母亲总是会在准备周日的晚餐时制作一份甜点，我和妹妹给她帮忙。和母亲在一起做饭，对我们来说是一种莫大的欢乐。"

"听起来很有意思啊，"我说，"还有其他有关你和你妹妹、你母亲的美好瞬间吗？"

"当然有啊。睡觉前，母亲会唱歌给我们听，她的歌声让我们感觉非常安心。"

"你分享了两个美好的瞬间，我敢肯定你还有很多这样美好的瞬间。"

"是的。"

"这些回忆对你来说有多重要？"

"这些回忆就是我的全部，让我的生活变得特别。我非常珍视这些回忆。妹妹的去世让我感觉这些回忆被剥夺了，我再也不能和其他人分享这些回忆了。"

"你们长大的过程里，你们的母亲失去过自己所爱的亲人吗？"

"失去过，"她说，"我记得外婆去世的时候，妈妈经常哭，非常伤心。"

"你和母亲一起度过的美好、有趣的时光是不是在外婆去世之后就不再有了呢？"

"不是的。"

"这就对了，因为你的母亲哀伤过后还要继续生活，还要爱你们。你也应该这样对待自己的两个女儿。正如你所说，你继承下了哀伤。现在，你需要努力的是继续生活，继续爱自己的女儿。"

"我应该怎么做？"她问。

"关注身边你最爱的人。你的双胞胎女儿最近怎么样？你给她们带来了什么美好、甜蜜的回忆？你是怎样让她们的童年与众不同的，就像你的母亲为你做的那样？你为她们渡过人生的难关提供了什么帮助？"

"您真是句句说到了点子上，"她说，"我从来没有想过像我母亲一样为我女儿留下一份同样美好的回忆。"

玛莎开始考虑她母亲和妹妹给她留下的遗产。母亲留给她的是她和妹妹一起成长的过程中感受到的幸福时刻，妹妹留给她的是美好的回忆，但是她没想过她能为自己的两个女儿留下什么精神遗产。她肯定不希望她的女儿认为是阿姨的去世把她们的妈妈变成了无法享受生活的人，她自己也不希望被别人看成是这样的人。她想为女儿们留下一份精神遗产，让她们能够在所爱的人去世时尽情哀伤，然后继续勇敢地生活下去。

处理遗物

此处，我想给大家一些更加实用的建议。已逝亲人留下的物品也是他们遗产的一部分——它们属于去世的亲人，能够唤起我们对亲人的回忆，因此显得意义非凡。正是这个原因，我们很难舍弃亲人留下的任何一件物品。我们的亲人摸过的每样东西，不管是他们的衣服还是珠宝，不管是他们住过的房子还是房子里的物品，不管是他们开过的汽车、收集的唱片、读过的书还是喜欢的画，都是他们曾经生活过的明证。这些物品见证了他们如何生活，如何度过生命中的时光，他们珍视什么，以及他们认为什么是美的、有意义的。

逝者的家人总是想保留下所有的东西，而这往往不太可能或者不切实际。但是要舍弃遗物，不管是送给家人、朋友，捐赠或者丢弃，都会让我们感觉好像要抹去亲人生活过的痕迹一样。哪怕是一些必须要做的事情，比如撤销他们的银行和信用卡账号或者注销手机号码，都好像要抹去他们在这个世界上的足迹一样。与亲人分离本身已经非常残酷了，现在我们又要丢掉他们的东西，这太难了。我非常了解这种感受，因为我在处理儿子的遗物时，也遇到了类似的问题。

　　但是，如果我们不能舍弃亲人留下的物品，这些东西就会成为牵绊。做演讲的时候，我经常能听到人们说："我很纠结，我连很小的东西都舍不得丢弃。"我从工作中得到的经验就是，减少亲人曾经用过的物品，反而会增强我们内心对他们的思念。

　　我帮助大家明白，他们就是亲人曾经在这个地球上生活过的最好证据。因为认识那个人，你成了这个世界上独一无二的存在。你就是他曾经生活过的活生生的证据。我还留着父亲的手表，但是我内心对他的回忆远比这块表更重要。我就是我们之间回忆的守护者，我可以把他作为父亲的那些故事和那些搞笑温馨的时刻分享给别人。我之所以是现在的我，是因为他的影响。从这个意义上说，我就是父亲留在这个世界上最重要的一部分。虽然我们会舍弃亲人的物品，但是他们会永远活在我们的心里，留在我们的记忆中。而处理掉物品也许也会让你过上不同寻常的、意义非凡的后半生。

　　女演员乔安妮·卡森是约翰尼·卡森的前妻。一天，她通过一位共同的朋友联系到我。那时，乔安妮已经历过多次生离死别，上了年纪的她身体每况愈下。在她生命最后的几年里，我们有过多次交谈。一天下午，她带我走到她家中的一个房间。在那个房间里，杜鲁门·卡波特写下了他的大部分作品，也划下了他人生的句点。

　　乔安妮和杜鲁门是好朋友，是对方心里最温柔的那部分。她把他在身体上和精神上的抗争经历告诉了我。她轻轻地坐在那个房间的床边，眼里含着泪水对我说："就是在这里，杜鲁门在我的怀里去世了。我对他说，放心地走吧。"

现在，我就是在杜鲁门·卡波特的书桌前写这一章。对很多人来说，这只是一张书桌。但是我了解它的历史，因此它对我来说非常有意义。这张书桌的意义是乔安妮告诉我的。看到这张书桌，我就能感受到乔安妮对卡波特的爱，感受到自己和一位伟大的作家联系到了一起。坐在他的书桌前写书，我很想知道他在这里都写下了什么。写过什么书？什么信件？我在写和哀伤、疗愈有关的书，而他写的是给人们带来巨大哀伤和折磨的谋杀案。即使在与自己内心的恶魔作战时，他也未停笔。他在这张书桌前感受到了什么样的痛苦？

我也在想他是多么幸运啊，能有一位朋友，看到他内心里住着一个"受伤的孩子"——这个人后来也成了我的朋友。这张书桌是杜鲁门·卡波特留给乔安妮的众多遗物当中的一个，她后来在一场名为"杜鲁门·卡波特的私人世界"的拍卖会上，拍卖了很多卡波特的遗物。乔安妮是一位动物爱好者，她将拍卖所得收入的一部分捐给了与宠物有关的慈善组织。通过这种方式，她让自己朋友的生命获得了新的意义。

你可能在考虑如何让你现有的亲人的遗物变得有意义，我建议在舍弃你在意的物品之前，可以先拍照留念。我发现我们可以从物品的照片中找到和物品本身一样的情感回忆。我不用非得留着父亲的水星房车才能记住他从中获得的乐趣。只要看到照片上的父亲在驾驶位高兴地向我们挥手，我就像看到他一样快乐。如果我有一张爸爸穿西服的照片，我不一定非要保留那套西装。

我建议你选出对你来讲最为重要的物品留下，再舍弃其他物品。挑选物品的时候，有人在你身边最好，因为在选择留下哪些物品方面，他们比你更客观。你可能想和亲人、和朋友分享你们所爱的这个人的某些物品。母亲留下的戒指可能对她的妹妹来说意义重大。你的儿子可能会为拥有父亲的手表而激动不已。你父亲在摩洛哥买的漂亮地毯可能会给经常和他一起旅行的好朋友带来幸福的回忆。节假日家庭聚餐时使用的餐桌可能会给你的女儿带来欢乐。

有时，当人们跟我说他们很难割舍亲人留下的物品时，我就会帮助他们找到为这些物品带来新意义的方式，即使他们就要舍弃这些物品。他们可能会把物品带来给我看看，在舍弃之前，他们会跟我聊聊与这些物品相关的往事。与我分享这些物品的故事就像是在与我分享他们亲人的生活。我可能会跟他们解释说，他们舍弃的不仅是父亲的西装，因为这套西装很可能帮到了一个正在找工作、希望给家人提供更好生活的人。或者她们没有失去丈夫的手表，今后的数年里她们会在儿子的手腕上看到这块手表。所有这些物品都会成为遗产的一部分，会在你所爱的人离开后给其他人带来乐趣和安慰。

处理在线遗产

近些年来出现的一个挑战是如何处理亲人的在线遗产。我们生活的很大一部分都在线上，我们的离世也会以这样或那样的方式反映在网上。在亲人去世后如何应对社交媒体也是一个仍在不断演进的过程。

对丹妮丝而言，如何处理亲人的在线遗产是个大难题。她说："我哥哥有一个活跃的社交媒体账号，我得决定是继续保留这个账号，还是把它改成用于纪念的页面，让大家知道他去世的消息。把账号页面改为纪念页面就像是再一次告别。"

社交媒体也在考虑我们去世后社交页面该如何处理，以及这些数字遗物和墓碑应如何展现。一位朋友告诉我，母亲去世后，她把所有家人的照片都上传到了社交媒体上。她希望这些照片不仅成为家庭的一份遗产，也成为孙辈可以怀念的一段历史。在她将社交页面改为纪念堂前，她上传了自己的所有照片，献给她的母亲。

你可以把这种做法看成是建立个人遗产的另外一种方式。它和你目前正在做的事情——写讣告和悼词、清点遗物、拜访逝者喜欢的地方、和亲朋好友聊天怀念他一样，都将影响人们会如何怀念他。与此同时，你也在开启重塑自己生活的过程。任何事情都无法让你回到失去亲人之前的时光。但是，你让亲人的遗产开枝散叶的过程也是帮助你自己成长的过程。正如我之前所说，你的哀伤不会减少，但是你会变得更加强大。

第 14 章　与逝者建立新的关系

那里非常漂亮。

—— 托马斯·爱迪生（遗言）

哦，哇，哦，哇。

—— 史蒂夫·乔布斯（遗言）

美国一些政府机构经常安排我去帮助那些身处悲惨境地的人。一次是为一个两个月大的婴儿伊桑的父母提供咨询——伊桑被家里养的狗狗咬伤致死。在去他家的路上，我在想怎样才能帮他们从失去孩子的痛苦中解脱出来。到了他家，我和伊桑的母亲简一起坐下来。简二十多岁，刚刚度过了失去孩子后的第一个母亲节。她跟我说她很难接受这件事情。"我无法理解，"她说，"这些狗狗是家里的宠物狗，我儿子刚出生时它们就已经在家里了。"

"我觉得谁也无法理解这件事，"我说，"伊桑离开后，有什么能让你感到片刻的安宁或安慰的吗？"

她愉快地回答说："有，伊桑一直都和我在一起，注视着我。

我能感受到他的存在。"

历史上曾有一段时期对这种心灵感应般的联系弃如敝屣，或者将之视作对现实的消极否定。但是，也有人认为这种感觉是对的，它就像是生命的小舟，在痛苦的惊涛骇浪里载着我们前行。

对生者与逝者之间联系的观点受到了密苏里州圣路易斯市韦伯斯特大学丹尼斯·克拉斯博士的影响。从 1968 年在芝加哥大学库伯勒-罗斯死亡和临终研讨会任研究生助教时起，克拉斯就开始了对死亡、临终抢救和抚慰逝者家属的工作。他对其称为哀伤持续的纽带模式进行了广泛的论证。1996 年，他同菲莉丝·西尔弗曼和史蒂文·尼克曼共同编辑了一本论文集，收录了心理学家、学者、护士等发表的论文，这本论文集中最早提到了这种模式。二十多位对《持续的纽带》(Continuing Bonds)一书有贡献的专家认为，失去亲人的自然过程，是一个保留生者和逝者之间的纽带且让生者的生命因此得到丰富的过程，而不是一个放弃纽带的过程。

我听菲莉丝·西尔弗曼解释过一次，她说这个观点一开始引起了很多争议。她提起了在一次有关死亡的会议上她和一位同行交换看法的经历，对方坚称表达哀伤的健康方式是放下过去的回忆，放开与逝者的关系。西尔弗曼不同意他的看法。西尔弗曼的外孙最近刚刚出生。她说，一个生命的诞生意味着孩子和母亲的联系发生了变化，这个孩子之前生活在母亲的身体里；同理，死亡也会改变我们与去世亲人的关系，他们虽然不在我们身边，但仍然活在我们的心里。她坚持认为，死亡不会终止一段关系，只会改变这段关系。我同意她的观点，从我接触过的哀伤之人身上，我感受到由于这段关系的延续，他们生活得更好了。

　　有一些心理学家和咨询师并不鼓励延续这种关系。丧子的辛西娅告诉我，她因为哀伤专门去找咨询师咨询过。那位咨询师建议她给儿子写一封告别信，来结束他们之间的关系。她非常震惊，再也没去那个咨询师那里咨询过。幸运的是，她听从了内心的声音，但她发现其他咨询师也不认同她的做法。

　　伊丽莎白·库伯勒-罗斯和我之所以想为库伯勒-罗斯的五阶段理论立名，原因之一就在于很多人都对其有误解。他们把它看作一段关系的地图，当他们最终接受亲人的离世时，这段关系也就终结了。但是，哀伤五阶段理论从来不包括终结这段关系，经历了五个阶段并不意味着一段关系或者哀伤的终结。库伯勒-罗斯认为自己能够感受到自己与逝者之间的联结，她不认为死亡是一种终结。我希望通过分析哀伤的第六个阶段，能够让人们理解，和去世的亲人继续保持联结有助于帮助他们找到生命的意义。

　　我朋友约翰的母亲几年前因癌症去世了。她在世的时候，我并不认识她，但是我现在感觉自己仿佛和她相识已久，因为约翰用一种独特的方式把母亲带进了他自己的世界。就像你和我可能会说，"我的朋友会喜欢上这家餐厅"，约翰有时会说"我妈妈喜欢这个地方"。如果你不知道她去世了，可能会以为她就在堪萨斯州生活。他用这样的方式把母亲"带"在自己的身边。母亲活在他的现实生活中。

　　约翰并非拒绝接受母亲去世的现实。母亲去世后，他曾经非常痛苦。但是，现在的他已接受了母亲去世的现实。像母亲还在世一样地生活，就是他在母亲的去世中找到的一种有意义的联结。

一个人去世之后，你与他的关系并不会随之消失。你需要学会与他建立起一种新的关系。你仍然可以在生活中不断地向他学习。某一个瞬间会让你突然想起你和去世亲人之间的往事，虽然他已经不在了，但你可以从一个不同的角度看待那件事。随着年纪渐长，我也越来越理解自己的母亲，因为我也到了和她当年一样的年纪了。现在，我能换位思考了。

在成长的过程里，我一直怀念着母亲，她一直活在我心里。出现事情的时候，我会把我认为她对此的可能想法说出来。我把过去带到了现在，我仍然在向她学习，这帮助我改变了对往事的看法。我们之间的关系就是这样不断延续、发展和成长的，我们的关系也在这个过程中不断获得了新的意义。

在伊丽莎白和我合著的最后一本书《当绿叶缓缓落下》中，我们写道，我们不相信哀伤有终点。谈论哀伤的时候，我能想到的终点只有两种。第一种是不顾现实地强行终止哀伤。这不仅会对哀伤本身造成额外负担，也会成为你尽快找到解脱之道、继续前行的负担。

第二种终点涉及从失去亲人这件事中找到新的意义，比如回顾发生的事情以及事情发生的原因——把事情完整还原，把错过的细节补全。你可以找到杀害亲人的凶手，也可以在亲人被病魔夺走后与他安然告别。

你不会因为亲人去世就终结与对方的关系，你甚至无法终结哀伤，但你会与他开启另一段新的关系。与已逝亲人保持联结不是

"不健康的哀悼"。这很正常。亲人已逝,但是他与我们的联系还在,我们彼此的爱还在。有关持续纽带的研究解释了我几十年来在帮助逝者家属时的所见所闻。他们与亲人之间的联结在亲人去世后继续演变。最近,我在社交媒体上问大家是不是还和已逝亲人保持着某种联结,所有人都给出了肯定的答复。下面是他们的回答。

> "我感觉我的丈夫一直在关注着我,照顾着我。"

> "我的女儿不在了,但我一直都在和她聊天——我会直接说出来,或者在脑海里和她对话。我也会给她写信,这使我们的关系更加紧密。"

> "我去了儿子的墓地,就像他还在一样和他聊天。我每年都会为他庆祝生日。他离开时,我感觉我失去了自己的一部分,但是现在,我感觉他就和我在一起。从怀孕那时起我就深爱他,他离开以后,我在学习如何继续爱他。哀伤是不会停止的,这种伤痛不会消逝,但是和他聊天,回想我们曾经在一起的日子,让我找到了些许安慰。"

> "我的母亲已经去世二十年了。我对母亲的理解也在这些年当中加深了。我学会了换位思考,更加明白她当年的苦衷。"

> "我的父亲已经去世八个月了,我的母亲也离开有一年了。一切仿佛就发生在昨天。我真是太想念他们了。我一直都在和他们保持着交流。我经常梦到有他们的好梦。我永远都爱他们。"

> "和亲人的关系肯定会一直延续下去的。我会和小儿子杰

克聊天，我感觉他一直在我的身边。一个月前，我的大儿子在加拿大结婚。当我和大儿子走过红毯时，我感觉杰克就在我们的身后，紧紧相随。我感觉杰克想让我们知道，哥哥结婚的时候，他和我们在一起。"

最近我去了儿子的墓地，去之前我去礼品店买了些花。我喜欢从去过的地方带些石头回来给戴维，偶尔也会给他带些花。我对售货员说："我猜你们这里花的销量最大吧。"

"是的。"她说。

她指了指生日礼品区，那里都是生日装饰、气球和其他可以放在亲人坟前的生日礼物。看到人们在亲人去世后还会庆贺亲人的生日，我非常感动。

很多人说他们会在亲人去世后的某一刻感受到亲人的存在。你可能正在火车上，突然闻到一股香草蜡烛的气味。空气中弥漫的香味让你感到祖母就在你的身边——她经常会在家里点上香草蜡烛。你可能会在人群中突然看到已逝亲人的身影，或者听到已逝亲人的声音。你为一个会议而焦虑，在走进会议室时可能会感到你已逝丈夫的手坚定地放在你的肩膀上。或者，这只是一种感觉，你感觉已逝亲人就在你身边。

我会告诉这些失去亲人的人，他们没有疯，感受到这种延续的联结是正常的。

我们真心希望逝去的亲人能够回到我们身边，哪怕只有一天。我们在这个世界上的时间这么短暂，是不是应该想想活着的每一天对我们的意义？

　　季节轮转，冬天过去，终会迎来新生的春天。我们仍然要继续生活。继续前行，继续呼吸。我们应该在自己活着的时候继续探索这个世界。我们的心中仍然有爱，好好生活，找到生命意义的机会永远存在。

第15章　重建人生

如果有一天我们不能在一起了，
请把我记在心间，我会永远在你的心里。
——维尼熊

　　那年，我和伴侣保罗在东海岸巴尔的摩附近的三个城市做巡回演讲。我主讲如何疗愈哀伤，保罗教授哀伤瑜伽。第一天晚上，我们回到酒店看电视节目。当我一边用遥控器调着频道，一边在手机上查看附近有哪些饭店时，我收到了一条短信提醒，说大儿子理查德拨打了911报警电话。这不是第一次了。那时，理查德22岁，戴维21岁，我们三个人共用一个手机套餐，所以只要其中一个人拨打911，另外两个人就会知道。我会打电话把看到的交通事故报告给警方，孩子们也学会了应该尽可能地帮助他人。每次我看到孩子们拨打911，就会联系他们，让他们把报警的内容告诉我。

　　我给理查德打了电话，但电话直接转到了语音信箱。理查德和戴维感情很好，他们通常对对方的情况了如指掌。于是，我给戴维发短信，留言说："你哥哥刚才拨打了911，你知道发生了什么事吗？"

足足有几分钟，我都没有收到回复。我接着给理查德打电话。电话接通了，吃惊的是，电话是戴维的室友接的。他说"戴维死了！"他哭着说："你的儿子死了！"这样的消息让我猝不及防。

"戴维死了？！"我声嘶力竭地喊道。

保罗跳了起来，我打开了电话的免提键。我知道"你的儿子死了"是什么意思，但还是不禁问："你肯定吗？"我说："告诉我怎么了。他们应该赶紧为戴维做心肺复苏。"

戴维的室友把电话递给理查德。"戴维死了！"他哭着说。

"不可能！"我说。我想他肯定弄错了。

"医护人员在来的路上了。"理查德说，"我们踢开了戴维的房门，他好像已经去世一段时间了。"

这时，医护人员赶到了。理查德说，待会儿他再打电话过来。我急忙给航空公司打电话订飞机票，但是当天没有直飞洛杉矶的航班了。大概一小时后有一趟飞华盛顿特区的航班，从那儿可以转机到洛杉矶。但是时间太紧了，我赶不到机场。当晚，无论如何，我是赶不回家里了。

我又给理查德打电话，想要了解究竟发生了什么事。我听到电话另一头混乱的背景音。

"医护人员正在抢救戴维。"理查德说。

"他们到了多久了？"

"到了几分钟了。"

"看看他们在里面干什么呢？"我希望医护人员在做心肺复苏，但是理查德告诉我他们在打电话。我知道这是什么意思。戴维因死亡时间太久，无法抢救了。

"问问他们在给谁打电话。"我极力控制住心里的恐慌，对理查德说。我听到理查德问他们了，也听到了急救人员的回答。他们在给验尸官打电话。

怎么回事？戴维复吸并且吸毒过量？自杀？

验尸官给戴维检查的时候，他的教母安·马茜和教父史蒂夫·泰勒赶到了。另一位教母玛丽安娜·威廉森当晚正在洛杉矶做演讲，我知道如果我给她打电话，她可以去安慰一下理查德。我给她发了很多条短信，说我在东海岸，但是电话好像出了问题。如果没有问题，她一看到短信就会给我回信。我让安把电话交给验尸官。

他告诉我，戴维的死因像是吸毒过量。所有的指征都表明戴维睡得很晚，回到家里脱掉衣服就上床睡觉了。

"一切永远地改变了。"我对保罗说。当我再次给航空公司打电话，订早上第一班飞洛杉矶的航班的时候，我看到了保罗眼里的恐惧。

他们把戴维的遗体搬走后，我让理查德把大家叫到我家里来。玛丽安娜看到信息后马上给我回了电话。我告诉她戴维去世的消息，她崩溃了。"理查德在哪里？"她问。

"他正在往家里赶。"我对她说。

"我现在就过去。"

　　我挂断电话，酒店房间里一片沉默。我倒在地上，蜷曲着身体，哭了起来。这是刻骨铭心的痛，就像被巨石碾过一样。保罗坐在我身后，拍着我的肩膀。哭了仿佛几个小时之后，我站起身来。一边是活着的大儿子，一边是去世的小儿子，我像被撕裂了一般，不知道该如何是好。"我得出去走走。"我对保罗说。

　　我们上了汽车，保罗漫无目的地开在陌生的街道上。我让保罗把车开到加油站。我走进去买了一包香烟。大概二十年前，我成为父亲后就把烟戒了。但是那一刻，我根本顾不上健康不健康了。我点上一根香烟，坐在加油站前面一座小山上。我一口接一口地抽着烟，抽了几口之后，我把烟掐灭。"这样做没用。"我对保罗说。

　　我们又开车回到酒店，仍旧无事可做，只能熬过当晚，第二天早晨搭乘第一班飞机回家。

　　接下来的几天，不得不做的那些事情让人备感折磨。天下没有一位父亲想接到验尸官打来的电话，我想知道他们什么时候做尸检，这是法律规定的程序。

　　当你被哀伤淹没的时候，生命的意义就成了救命稻草。陪伴我的家人和朋友对我来说是有意义的，来自其他人的表达关爱和支持的短信是有意义的。决定土葬还是火葬，对戴维是有意义的，在家附近为戴维买一块墓地对我非常重要。此外，我还要考虑哪些事情对戴维是有意义的。应该将他葬在何处？他希望谁出席他的葬礼？我在这两个孩子四五岁的时候收养了他们，收养协议中没有透露他们的亲生父母是谁，所以我根本不知道他们在哪里，也不可能邀请他们来参加。但是，很多人都爱着戴维，都参与到过抚养他长大的过程中，我希望他们有机会和戴维告别。

理查德、保罗和我去了殡仪馆，制订了相关的计划，每件事情都无比现实。我就像是在厚重的云彩中行走，每一步都无比艰难。

我们挑选了一口棺材，然后去选墓地。我们去了名为"安宁谷"、"永远的信仰"和"呢喃树"的公墓。我们甚至能感觉到戴维对这些公墓的不屑一顾。后来我们看到山上有一块叫作"安慰之光"的墓地。理查德和我看着对方。他说："这个公墓可以。"我也喜欢这里。我们停了下来，看了北边的一个地方。殡仪馆馆长说："这里还有四块墓地可以选择。"

突然，理查德说："这里最好，有可以安葬我、你、戴维和保罗四个人的空地。"

保罗和我互相看了看对方。作为一个单亲父亲，我收养了这两个男孩，保罗三年前才进入他们的生活。之前我和保罗就认识，但是直到两个孩子高中毕业，我们两人才开始约会。理查德和戴维都爱保罗，我知道保罗对他们意义非凡。但是直到那个时候，我才意识到他对两个孩子有多么重大的意义。后来，我对保罗说，他在两个孩子的心里都占有一席之地。

"你是怎么知道的？"保罗问。

"因为我的儿子愿意在同一个公墓里和你永远在一起。"

听到这里，保罗流下了眼泪。但是，我知道因为戴维的死，我们的关系恐怕无法继续下去了。如果我是保罗，因为和戴维一起生活过几年就要遭受这种悲痛，我可能会想：我还得出于礼貌在这个家里待多久才能走出这份痛苦？如果他离开这个家，我不会怪他。

如果我是他，我可能也会那样做。幸运的是，他留了下来，我们还在一起。因为共同经历了这场悲剧，我们的关系愈加紧密了——这也是在经历死亡之后找寻生命意义的另外一种方法。

几天后，尸检结束，戴维的尸体被送到了殡仪馆。葬礼前一天的晚上，我想要再看看他。我想要见见我的孩子，即使他现在已经不在人世了。我无法接受他的离世，看看他也许能帮助我舒缓内心的痛苦。

棺材的下半部分盖着一块布，但是我能看到戴维的脸。他的表情非常安详，头发梳理得比平时还要顺滑。作为父亲，我能感受到他生前承受的苦痛。

太平间的一位工作人员过来看我，说她已经为戴维整理过仪容了。我问她："你给他穿鞋了吗？"我带来了他最喜欢的黑色尖头鞋。

"我穿了。"

"我可以看看吗？"我知道戴维希望我再确认一下，这样他就可以穿着自己最喜欢的鞋长眠了。

她费力地把布从棺材上拿下来，叠得整整齐齐，然后慢慢地打开棺材下部的盖子，让我看看戴维的鞋子。这双鞋对戴维而言意义非凡，所以它们对我来说也意义重大。

我说："谢谢，你可以把棺材盖上了。"

她非常仔细地慢慢盖上棺材，好像最微小的动作也会打扰到戴维的安眠。我被处理戴维葬礼的殡仪馆工作人员的细心和体贴深深感动。失去孩子时，每一件事都有其中的意义，不管这件事是好是坏、是大是小，对此我深有体会。

　　玛丽安娜回到了她位于纽约的家中，但是几天后她又飞回洛杉矶处理有关葬礼的事情。她女儿（我的教女）茵蒂娅也从伦敦飞到洛杉矶来参加戴维的葬礼。玛丽安娜和戴维一直很亲近。她一路扶持着我处理完所有的事情。她告诉我坐在哪里，接下来是什么程序，谁会在什么时候发言。保罗挑选了葬礼的音乐。理查德想要在葬礼上发言。

　　理查德回忆弟弟时充满了柔情。他回忆了两个人共同的生活，说："我弟弟肯定不会希望我们今天这么难过、哀伤。"

　　我感觉众人的目光一下子就集中到了我的身上，我知道这个时候人们在想什么。我是处理哀伤的专家，几十年来我都在教授人们意识到哀伤的重要性，而此时我的大儿子告诉在场的每个人：不要哀伤。

　　后来回到家，有几个人问我怎么看大儿子的说法，是不是能够接受。我说："当然能够接受。我传达给大家的信息是，每个人哀伤的方式都不尽相同。那是理查德表达哀伤的方式，那是他觉得纪念弟弟最好的方式。"他有权利把自己的行动表达出来。这与我和我的工作并不矛盾。

　　我被所有不辞辛苦来参加戴维葬礼的人深深感动，我希望戴维能够看到葬礼上所有人对他表达的爱。而未到场的人也用很多其他不同的方式表达了他们对戴维的哀悼，包括发电子邮件给我，赞扬戴维的为人，并把对他的赞美发布到社交媒体上。有些人我从来都没有见过，但是他们看过我写的书或者听过我的讲座。我收到的众人的爱和支持对我来说真的意义非凡——这也是我当时仅能发现的生命的意义。

葬礼结束后，我想到了戴维的公寓。家里人常常说亲人去世后，逝者家属不愿意扔掉逝者的东西或者改变房间里的一切。我理解那种想留住过去、保持原貌的本能的想法，但是我儿子有两个室友，我没有办法那样做。他们得腾空戴维的房间，才能找到新室友，谁也不想搬进都是别人东西的房间。

打扫完房间后，我收拾好戴维的衣物，放到了车上。我把衣物留在了车后座上，因为我无法接受把他的衣物带回承载着他所有回忆的家里。第二天，我进到车里，还能闻到衣服上散发出来的戴维身上的味道。我还是接受不了把这些衣服全洗干净，更接受不了把这些衣服处理掉——这些衣服是我儿子曾经生活过的真实证据。

此刻，我心里内置的 GPS 系统好像一直在徒然地搜索着戴维。好像他只是出门旅行了，该回家了，但他迟迟没有出现。我知道他不会出现了，这让我心如刀绞。我坐在他的墓地旁，告诉自己："戴维现在长眠于此。"我甚至向上帝祈祷："我希望这一切没有发生过。"我不知道如何面对、如何接受这个事实。在那个当下，痛苦就是我的意义，我唯一的意义。

戴维去世两周后，一位好友发短信跟我说，我们共同的一位同事，也是她的密友，去世了。我第一个念头就是"谁的离世也不如我儿子的离世重要"，但是，我的心提醒我，任何人的离去都是重要的，于是我立刻给她打了电话。是的，最深切的痛苦就是丧亲之痛。

在亲人刚刚去世的阶段，沉浸在哀伤之中就是当下的意义。我取消了所有的讲座，我不知道自己还能不能再出去做讲座。在质疑自己悲痛之后还能不能生活下去时，我还能组织有关哀伤的讲座吗？我都不知道自己能否挺过去，又怎么能帮助别人呢？

尽管我对如何处理哀伤的程序非常了解，但我意识到我也需要帮助。我教过大家如何求助，现在是我向他人求助的时候了。当我在想该给谁打电话的时候，生活中经常出现的偶然联系告诉了我答案。2003 年，我修改了和伊丽莎白·库伯勒-罗斯合著的第二本书《当绿叶缓缓落下》的初稿。写完一本书稿后，我经常会寄给几位同行，请他们帮忙审校。这是我在还有时间修改的时候，找出书中有哪些问题需要解决的方法。其中一位审稿人是洛杉矶一位受人爱戴的治疗师弗雷达·沃瑟曼，她供职于一家备受推崇的非营利性组织"我们的家"，专门帮助哀伤之人。她看过几页书稿后，邀请我到她家里做客。我感觉自己像个新学生一样，惴惴不安。但我知道她希望帮我把这本书修改得更好，她也正是这样做的。数年后，我们两人都成为"把哀伤留在工作坊"大会的发言人时，才得以再次相见。

戴维去世后，我收到了弗雷达的邮件。她听说我痛失爱子，也对此心痛不已。她说，如果我需要，她一定在。接受她的帮助并非易事。我想，"她知道应该在事情发生当月和我联系"。我决定和她见个面，接受她的哀伤辅导。

当我走进弗雷达办公室的时候，她示意我坐在客户的位置上，我勉强坐了下来。"你肯定觉得坐错地方了吧。"她说。

"是这种感觉。"我对她说，"太奇怪了。人们都想知道处理哀伤问题的专家是怎么对待自己的丧子之痛的。我会告诉他们，'那个哀伤问题专家没有失去儿子，失去儿子的只是一位父亲'。"

我倾身向前，说："我想，无论以哪种身份遭遇丧子，都是灾难性的。"

我每周都会去她的办公室，这让我为哀伤找到了发泄的时间和地点，对我来说非常重要，也是承认哀伤的一种方式。弗雷达能够将经历丧子之痛的父亲和哀伤问题专家区别开来。这个处理哀伤问题的专家正在回顾他给别人的建议，探寻这些建议对他自己是否也同样适用。

我和弗雷达谈到，在殡仪馆我看到了戴维的遗体，检查了他是不是穿上了他最喜欢的鞋子。我是犹太人，犹太人的传统要求棺材必须是紧闭的。但是，我需要再看儿子最后一面，需要永远把他记在心里，需要亲眼看到他躺在棺材里这个血淋淋的事实。我甚至还给他拍了照片。我对此非常内疚，所以我告诉她我都做了什么。我知道她能够理解我的内疚。弗雷达的反应是："你做了你需要做的事情，你需要最后看儿子一眼——这才是最重要的，这才是你应该遵从的仪式和传统。"

我告诉弗雷达我从来没有给其他人看过这张照片，我问她是不是想看看。她说她想看看照片。我把照片递给她，她轻轻地拿在手里，和我一起仔细地看着。她停了一下，真心地理解了我拍照的想法，说："他真是个好孩子，你能跟我分享这张照片，我非常荣幸。"

这次会面的其余时间里，我都在哭泣。她说得很少，让我尽情地哭。她用这种方式见证了我的哀伤。

那段时间，我仿佛被哀伤之河所淹没，而之前我帮助很多人渡过了这条河。我觉得无助、茫然、脆弱，不能自已。和弗雷达在一起的时候，我把最真实的自己展现在了她面前。我们回顾了戴维去世的那个夜晚，以及之后的日子。我们让时光倒流。我会谈到戴维，哭泣、叫喊，而弗雷达一直陪着我。她和我一样对戴维的去世感到震惊和痛心。

我不仅去弗雷达那里接受心理辅导，还开始参加一个为失去孩子的父母提供帮助的小组"真诚的朋友"。我写过的书就摆在小组活动室距我几英尺的地方，参加这个小组的感觉有点儿奇怪，没有人知道我就是这些书的作者。现在，每当人们问我："哀伤问题专家的儿子去世时，他会怎么处理？"我就会告诉他们："他和我们做的一样。他会去接受哀伤辅导，参加支持小组的活动，寻找生命的意义。"

心碎综合征

有一种现象叫心碎综合征，指由于发生严重的事件，比如亲人离世，应激激素分泌激增，从而暂时性地影响心脏正常的泵血功能。专家认为，在一个事件发生的数小时或者数天之内，受影响的激素能够导致心脏左心室暂时扩张，从而影响左心室将血液输送到全身各处。心碎综合征最早是 1990 年由日本学者报告的，在当时被称为"章鱼壶心肌病"，因为左心室暂时扩张时的形状与章鱼壶类似。章鱼壶是日本用来抓章鱼的容器，而心肌病是影响人心脏肌肉泵血功能的疾病。通常来看，女性更容易患心碎综合征，55 岁以上的人群患此病症的风险更高。

心碎综合征的症状和心脏病的症状类似，但是心碎综合征的表现是短暂性的，不会对人体造成永久伤害。但是，如果对人体供血功能造成严重影响，也会导致死亡。我们经常听说结婚时间很长的夫妻会在一方去世后不久也去世。这样的事让我们感到既心酸又甜蜜，我们会说一方在另一方去世后因为心碎随之而去。它其实就是心碎综合征的例子。心碎综合征是表明身心联结的最清楚的例子之一。从身体症状方面来看，只有医生可以区别是心碎综合征还是心脏病。如果你感觉胸痛，可能是心脏病的表现，要重视起来，尽快去医院。

芭芭拉·布什葬礼后的一天，她的丈夫老布什就住院了。我接受了媒体记者的采访，他们想知道老布什是不是患上了心碎综合征。我的回答是，他的妻子 93 岁去世后，他怎么能不心碎呢？老布什不久就恢复了健康，但是半年多以后他也去世了。另外一个心碎综合征的例子则是致命性的，那就是黛比·雷诺兹之死。黛比死前一天她的女儿凯丽·费雪刚刚去世。托德·费雪说他的母亲不是因为心碎而死，她注定就是要和女儿在一起。他说："她离开这个世界去陪凯丽了。"他的这番话就是创造积极意义的例子。他不认为自己的母亲是心碎而死，而是因为和女儿之间拥有超越生死的亲密感情。

实际上，任何有极大压力的事件都可能导致心碎综合征，包括宠物的死亡。《新英格兰医学杂志》报告过一位宠物狗死了的 61 的老妇人。她到医院急诊室的时候出现剧烈的胸痛，医生对她进行了一系列的诊断，最终确诊为心碎综合征。

我从来没有想到我也会患上心碎综合征，但是戴维的葬礼结束后，我出现了胸痛的症状。我不知道自己到底是得了心碎综合征还是心脏病。当时我的想法是，我不介意自己得了什么病，如果我心脏病发作，就可以和儿子戴维在一起了。几天后，心脏的疼痛感消失了。现实是，绝大多数人都在丧亲后活了下来，虽然情感上的伤痛远比身体上的伤痛持续的时间要长。

那么，如何修补自己破碎的心呢？通过建立联结。我们知道人与人之间的联结和触摸能够降低血压，所以人与人之间的联结也能够帮助缓解心碎综合征的症状，我们的内心一直渴望联结。哀伤会影响你的精神和身体。让别人看到我们的痛苦，也看到别人的痛苦，这对我们的身体和精神都是一剂良药。接受弗雷达的辅导、参加哀伤小组让我开始慢慢恢复。我的朋友和家人也在我恢复的过程中起到了至关重要的作用。

跳出负面情绪的陷阱

我常说："你应该尊重自己经历的哀伤，任何人都不能完全理解你。"

有人把脸书上有关戴维的帖子发给了我，我非常感动。第二天，这个人在我的页面上又发了一张甜品照片。

　　我不由愤怒起来，就好像这个世界上的其他人都和我生活在不同的世界一样。我意识到我面临着选择：我可以抱怨别人无法感受到我的痛苦；我也可以独自感受哀伤，不必期待他人拥有同样的感受。我应该对人们表现出来的善意心存感激，但也应该知道他们不可能对我的哀伤感同身受。丧子对我来说是悲剧，却与他们无关。我想到了奥登的诗《美术馆》，诗中写道当你沉浸在痛苦中，而"别人或在吃饭，或在开窗"。

　　戴维去世的那天，朋友和家人寸步不离地陪在我们身边。他们压抑着自己的哀伤，帮我处理每一个需求。他们确保我的身边始终有人，他们知道发生大事的时候应该怎么做。

　　第二天，家里来了更多的亲戚和朋友。短信、语音和电话接踵而至。朋友们替我接电话，他们知道我现在没有心情一遍又一遍地讲述戴维的事，他们替我回答了那些问题，并把我家的地址告诉来电的朋友，以便他们前来探望。

　　几天后，我注意到第一天就陪在我们身边感受痛苦的朋友离开了。又一拨朋友来看我，带我在附近的街区散步或者出去喝咖啡。接下来的几周，又有其他人邀请我出去吃饭。这就像是我在工作坊跟大家讲过的一样——哀伤的时刻，朋友就像是交响乐团里的各种乐器，他们演奏着不同的音符，构成一部交响曲。

　　我们可能会抱怨那些前后表现不一的人，但这就是生活。每个人都会来帮忙，但是他们也要按自己的节奏来帮忙，这样大家的奉献就汇成了意义交响乐。我们只有用心体会，才能听到这首爱的交响乐。

　　著名心理学家马丁·塞利格曼提出了"3P"理论，他认为，人们在遭遇不幸和打击后，通常会陷入三种负面情绪的陷阱，分别是：

个人化（Personalization）：把事情的发生归因于内部，即你觉得自己该为此事负责。

普遍化（Pervasiveness）：相信负面事件会破坏你生活中的一切。

持久化（Permanence）：相信失去亲人或灾难的结果会一直持续下去。

我得承认从个人化角度来看，这件事不是因我而起，也不是只有我在经历这样的伤痛。我知道不应把丧子之痛个人化。很多人也经历过类似的事情，我之前给他们辅导的时候就建议他们一定不要责备自己。想到这些，我觉得自己在这个世界上不再孤单。

接下来是普遍化。我知道我不应为戴维的离开而毁掉以后的生活和工作。想到戴维在某种程度上让我更好地帮助他人，我的心情轻松了不少。

至于持久化，我知道我的内心永远有一个伤口，但我会想办法改变自己，改变未来的生活。

遵循平日的生活规律

我发现回归日常生活对情绪的平复非常有帮助。虽然我再也不可能回到从前，但遵守平日的生活规律让我平静下来。除了决定如何打发时间，我还要决定是否回去工作。我知道我要做出改变。几个月后，我又开展讲座了。我在丧子后的第一场讲座，有几百名警察听众，他们是洛杉矶警察局专为其他警员提供支持的警员。潜意识里，我把他们当成了悲痛的接受者。接下来的讲座就是补上戴维去世的那段日子里取消的讲座。我比较担心，因为大家都知道我刚刚经历了什么，我不知道我能否控制住自己的情绪。我正准备开始，一位女士说："当我得知您的演讲是因为儿子去世而取消时，我非常震惊。我每天都在为您祈祷，惦记着您和您的家人。"

我说："我能感受到大家的祝福和祈祷，这使我再次振作起来。非常感谢。"感受到这么多人对我的爱，对我来说非常欣慰。社交媒体上的很多留言都非常感人，我会经常查看那些留言，一遍又一遍地阅读。但是，社交媒体上也有一个奇怪的现象，人们会在一起谈论其他人，并在这个人的主页上留言。我在我的主页上能够读到别人的帖子，他们好像在私下议论了我。

"等一下，他在帮助那些失去孩子的人吗？"

"不是，他的儿子去世了。"

"老师的儿子？不可能吧。我几个月前在一次讲座里还听到他提到自己的儿子。"

"是的，就是他的儿子去世了。"

"不太对劲吧，哀伤问题专家的儿子去世了？这真是让人心碎啊。"

"我们能帮忙做些什么吗？"

所有的这些想法和看法都是善意的，也很有意义。

　　接下来的几场讲座的听众是治疗师和咨询师，他们当中的很多人还不知道我儿子去世的消息。我得把握好平衡。我知道如果在讲座中早早提到儿子去世，他们就会想要帮助我——可能之后还会对我的做法心生反感。人们本来希望听到一场如何关心哀伤之人的讲座，结果却发现他们自己在花时间照顾演讲的老师，没有人希望把辛辛苦苦挣来的钱花在这样的讲座上。我决定在当天演讲结束的时候再提戴维去世的消息。如果有人在讲座开始或者讲座间歇的时候对我痛失爱子表示同情，我会感谢他们，然后继续讲座。我在为这些听众提供了他们需要的治疗工具和信息之后，简单地提到了我最近的经历。之后，我让大家开诚布公地说出自己哀伤的经历，我自己也得这样做。

　　那年年底，我不得不面对没有戴维的节日的现实，这对理查德和我来说都是痛苦的煎熬。作为父亲，我希望理查德能高高兴兴地过节，但是我也不想打扰他的哀伤。我们在家里庆祝了光明节和圣诞节，我鼓起勇气准备了圣诞树和光明节烛台。理查德坐在沙发上，我给他倒了一杯蛋酒。他笑了笑，接过酒杯。我告诉他我可以布置彩灯，但是不想放饰品。我在圣诞树上绕着圈布置上彩灯，问他能否来帮帮忙。他摇摇头，说不能。

　　过去我可能会哄他或者假装彩灯有问题，让他来解决。但是现在我知道，他不来帮忙是因为他还很伤心，我也不打算再加以掩饰。没有人愿意在自己还很伤心的时候，被人强行止住哀伤，不管对方是否出于好意。于是，理查德坐在沙发上，而我自己装扮了彩灯。就是这样。

理查德和我在圣诞节前几天去了戴维的墓地。沉默了很长时间以后，理查德说："我再也不喜欢过节了。"

"我明白你的意思，"我说，"没有戴维，这些节日对我们来说都失去了意义。如果幸运的话，我还能再活二三十年。我们不可能永远在一起，在有生之年，我希望能和你一起度过这些节日。我会一直怀念戴维，我也为他再也不能和我们在一起的这个现实而悲愤。但是今后的岁月里，我和你会在一起度过所有的节日。"

理查德听完，好像在脑海里勾勒了一阵数年后的景象。然后他说："是的，我也想快快乐乐地庆祝圣诞节。"

"总有一天，我们可以的。"

当我们接受当下糟糕的现实，并把"总有一天可以开心过节"当成未来生活的目标时，一切都改变了，它给我们带来了希望。后来我和理查德、玛丽安娜、茵蒂娅一起庆祝了圣诞节。我们交换了礼物，吃了茵蒂娅准备的圣诞大餐。我们在一起聊天、大哭，回忆我们的家人和朋友。我们要充分感受体验到的痛苦，但是也明白，生活还要继续。

人们经常说："我不知道你是怎么做到的。"我对他们说，我并没有完全地从痛苦中走出来。我的生活仍在继续，我决定要融入未来的生活。

重建人生

丧亲后，我们不得不面对一个问题——如何在余生发掘生命的意义？面对再也无法和已逝亲人在一起的现实，我们忍不住会问自己："在亲人离去的日子里，纪念他们的最好方式是什么？"这是失去他们之后，我们为自己的生活增添意义的一种方式。

人们往往认为不可能疗愈巨大失去造成的心伤。我不这样认为。当你以更多的爱而非更多的痛苦怀念亲人的时候，当你在你的生活中找到一种创造意义的方式纪念亲人的时候，你的心伤就已被疗愈了。这需要你下定决心而且愿意这样做，找寻生命的意义不是什么非同寻常的事情；它很普通，随时随地都在发生。

一次演讲之前，一位听众走到我面前热情地说："我特别想听您的讲座，这次讲座是关于您儿子去世的事情吗？"

我说："不是。我的讲座是关于如何帮助哀伤的人走出哀伤。"

我的工作不是要谈论儿子去世的事情，这本书也和他的去世无关，但是他的离世让我的工作具有了更加深刻的意义。我希望他的生命不只是他离世这么简单。这个世界上总有人对生活充满敬畏，他们的人生并不完美，经历过很多挫败。他们并没有在电视或社交媒体上大赞生活的美好，他们只是在踏踏实实地感受生活。如果维克多·弗兰克尔和他的狱友能够在集中营里发现夕阳之美，从而对生命有所敬畏，那么我们也能够在自己身上发现这种敬畏之心。

我们和周围的亲人相处的时候肯定有这样神奇的时刻，我们需要主动发现和珍惜这样的时刻，从而发现这个世界的美好。

发现生命意义的过程是具有挑战性的。像哀伤的其他阶段一样，哀伤的第六个阶段也需要行动。我们需要放下过去，才能走向未来，我们需要对过去的生活说"再见"，对未来说"你好"。儿子的逝世会成为我生命的一部分。在未来没有他的生活中，探究自我是我的目标之一。这也是我重建人生意义的开始。

我经常问自己："当我因为儿子的离世做出改变并且成长时，我会成为什么样的人？"更重要的是，如果我拒绝改变、拒绝成长，又会变成什么样的人？

后记

让余生充满意义

我曾无数次地陪在临终之人的床前，我看到，在生命的终点，没有人会惦记房子或者车子，这场旅途上，真正有意义的就是他们所爱的人。

在德国做讲座的时候，我游览了汉堡市。我知道第二次世界大战、希特勒和集中营，也去过奥斯维辛集中营，但是我并不了解汉堡市的历史。到了汉堡市，我惊奇地发现这座城市的建筑都非常新，我原以为欧洲的城市建设比较古老。我问当地人为什么，问题的答案让我非常吃惊。

"英国人和美国人在二战的时候轰炸了汉堡市，整个城市毁于一旦，只能重建。"

我对此一无所知，我知道这个城市只有一部分建筑没有被推倒重建，那就是位于市中心的圣尼古拉教堂。它至今仍屹立在一片瓦砾之中，保持着被轰炸当天的样子。现在，这里是人们纪念在空袭中去世的亲人的地方，旁边的和平公园和雕像反映了人们对和平与和解的向往。我去参观教堂遗址时，只看到曾经美丽的钟楼如今的黑色残骸，那是被笼罩在哀伤之中的残骸。但是其中也有令人惊奇的生机存在，它们似乎是生命的延续和不屈的见证。

我遇到了黑尔佳，她是教堂的志愿者。她说她 5 岁时，看见父母在炮火中奔跑，想要救她，她亲眼看到火焰吞噬了她的父母。在茫茫火海中，有人对她大喊，让她找到没有火的地方躲起来。之后，那个人也消失在了红色的火光中，而黑尔佳幸运地活了下来。

她说："以前，我对这番经历感到非常愤怒。但是，现在我成熟了。我明白了这一切都是为了世界和平。"

这位女士令人肃然起敬，她不再从孩子的角度看待父母的离世，她明白这都是历史的原因。作为一个世界公民，她承担起了相应的责任。她的痛苦也因此升华。

我又想到了心爱的儿子戴维——我的内心也正如圣尼古拉教堂，我的心因为他的离开而破碎。我知道这种伤痛和期盼永远不会离我而去，但是，我又感觉自己正在内心的废墟上建起"新建筑"。

我们以为哀伤会随着时间的流逝而淡化，实际并非如此，我们需要变得更强大。在痛失亲人之后我们必须好好生活。我知道，戴维也不希望他的离世会限制我的人生。我会努力去做的，这就是生命的意义。

你的心可能破碎了，你可能觉得已逝亲人是让你的生命唯一有意义的存在。这种意义一直都在你的心里，它不会随着亲人的离去而消失。

你的亲人离开了，但是你的生活还要继续。我只能请你继续关注自己的余生。

你很可能很纠结，不知该如何接受亲人去世的现实。这时，你该进入哀伤的下一个阶段了：找到生命的意义。你的未来由你书写。你曾经爱过，经历过生离死别，生活会推动你继续探寻生命的意义。对这个世界保持一份好奇心，你不会一成不变，你也不想一成不变。

儿子们小时候曾问我："爸爸，你相信上帝吗？"

我的回答始终都是相信。他们会接着问："你怎么确定上帝的存在？"

"因为我找到了你们。这个世界上有几千万个孩子，只有你们两个走进了我的生命。我们能够在一起生活，让我知道了上帝存在这个奇迹。"

也许有一天，我能再次与逝去的母亲、戴维以及其他亲人相见，他们或许会问我，他们去世之后，我得到了何种生命感悟？我接下来的生活如何？我让自己的余生充满意义了吗？我希望我能讲有趣的故事给他们听。

我希望你们也能这样。我希望你们的人生也拥有更多意义。

致谢

我该如何感谢在我经历丧子之痛后帮助过我的人呢？他们一直非常耐心地支持我创作这本书，这本纪念我的儿子和很多已逝之人的书。

在戴维去世之前，我就已经在脑子里构思这本书了，琢磨了很长时间。最终，我意识到确实存在找到意义的第六个阶段，可以帮助我和其他有类似经历的人。非常感谢肯·罗斯、伊丽莎白·库伯勒-罗斯家族和伊丽莎白·库伯勒-罗斯基金会，允许我在具有标志性意义的哀伤五阶段的基础上增加第六个阶段。

当我联系 WME 公司的经纪人分享这个想法时，珍妮弗·鲁道夫·沃尔什不仅鼓励了我，还帮我联系了聪明能干的经纪人玛格丽特·莱利·金，并帮助我出版了本书。非常感谢两位。

在我眼中，西蒙与舒斯特出版社和斯克里布纳出版社一直只是出版方，但是戴维去世后，他们变成了我的家人。我非常感谢南·格雷厄姆和罗兹·利佩尔对我的关心。我的编辑凯茜·贝尔登是我的知己和守护人，是值得每位作者拥有又非常难得的知音。一本书在出版前需要经过多次修改。贝丝·拉什鲍姆就是那位神奇的"魔术师"，让我成了一个"语言大师"。我的好朋友编辑安德烈亚·卡根一直都陪伴着我。戴维去世后，她坐在我的电脑旁，说："我们把这些话记下来。你以后会想要回忆这些细节的。"她对我的引导是我写作和生活中得到的最宝贵的馈赠。

我大儿子理查德的坚强和他对戴维的爱让我刮目相看。在经历了生活的重重打击后，理查德成为真正的幸存者，他就是我哀伤第六个阶段的关键——我生命意义的所在。

我非常感谢我的伴侣保罗·丹尼斯顿，他付出的远比得到的多。戴维去世后，他是我最坚强的依靠。他陪伴我经历了最痛苦的阶段，也在我写作本书的过程中陪伴我再次经历了哀痛与疗愈的过程。他一直陪伴在我的身边，给予我无条件的爱。

几十年来，玛丽安娜·威廉森一直是我最亲爱的朋友和灵感女神。她的勇气和同情心令人称赞。戴维去世的时候，她是我心灵的灯塔。

我深深地感谢我的教女茵蒂娅，她的支持指引了我。

在此，我还想对很多朋友和同事表达我最深的感激之情，感谢你们陪伴在我的人生之路和写作之路上。感谢阿黛尔·巴斯、安妮·盖德、埃德·拉达、安·马茜、吉姆·汤姆斯、蕾切尔·汉夫林、丽贝卡·哈蒙德、克里丝塔·理查兹、康妮·韦尔切尔、帕特里克·阿洛卡、弗雷达·沃瑟曼、罗恩·斯帕诺、黛安娜·格雷、珍妮弗·辛德尔、丹尼丝·雅布隆斯基-凯、史蒂夫·泰勒、约翰·麦克里奇、理查德·阿尤布、李·埃德米斯顿、埃拉·埃德米斯顿、保莉特·福雷斯特、加里克·科尔韦尔、凯特·桑普尔、琳达·杰克逊、邦尼·麦克伯德、克莱尔·泽拉斯科、马克·维拉、安娜·鲁斯蒂克、雅尼娜·费雪博士、贝丝·塞加洛夫、马蒂·马奇罗维奇、卡门·卡里略、罗德尼·斯科特、利塔·韦斯曼、本·德克尔、阿兰娜·斯图尔特、贝塞尔·范德科尔克、德博拉·莫里西、利西亚·斯凯、塔利·布里格斯、克里斯·霍华德、马修·隆比诺、斯蒂芬·罗斯伯里、纳斯塔兰·迪拜、卡特里娜·霍兹斯、利兹·埃尔南德斯、拜伦·凯蒂、格雷戈里·霍夫曼、胡安·洛佩斯、天使食物项目和法拉·福西特基金会。

最后，感谢在本书中分享自己人生经历的人，他们也是我的老师。他们的爱、勇气和他们找到的生命意义让我深受感动，并且激励我找到了新的灵感。